健康中国——中医药防治肿瘤丛书

林丽珠　主编

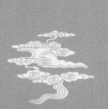

# 三师而行，
# 远离大肠癌

林丽珠　肖志伟　左　谦　余榕键◎编著

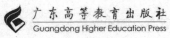

广东高等教育出版社
Guangdong Higher Education Press

·广州·

**图书在版编目（CIP）数据**

三师而行，远离大肠癌／林丽珠，肖志伟，左谦，余榕键编著．—广
州：广东高等教育出版社，2018.7（2020.4 重印）
　（健康中国——中医药防治肿瘤丛书／林丽珠主编）
　ISBN 978 - 7 - 5361 - 6167-2

Ⅰ．①三…　Ⅱ．①林…　②肖…　③左…　④余…　Ⅲ．①大肠癌 - 防治
Ⅳ．① R273.53

中国版本图书馆 CIP 数据核字（2018）第 108558 号

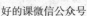

好的课微信公众号　　　　　好的课网

　　★特别说明：本书用到的视频请关注"好的课"微信公众号，
注册并登录后，使用"扫一扫"扫描相应的二维码，即可获得视
频资源。也可以打开网站"好的课"（www. heduc. com），在"学
习资源"页面搜索"健康中国——中医药防治肿瘤丛书"，打开
并下载。

| | | |
|---|---|---|
| 出版发行 | 广东高等教育出版社 | |
| | 地址：广州市天河区林和西横路 | |
| | 邮编：510500　营销电话：（020）87553335 | |
| | http://www.gdgjs.com.cn | |
| 印　　刷 | 华睿林（天津）印刷有限公司 | |
| 开　　本 | 787 毫米 ×1 092 毫米　1/16 | |
| 印　　张 | 7 | |
| 字　　数 | 104 千 | |
| 版　　次 | 2018 年 7 月第 1 版 | |
| 印　　次 | 2020 年 4 月第 3 次印刷 | |
| 定　　价 | 28.00 元 | |

# 主编简介

林丽珠，广东省汕头市人，广州中医药大学第一附属医院肿瘤中心主任、教授、博士生导师，肿瘤教研室主任，国内著名中西医结合肿瘤学专家。担任广东省重点学科中西医结合临床医学学科带头人，卫生部临床重点专科学术带头人，全国中医肿瘤重点专科学术带头人；国家食品药品监督管理总局（CFDA）药物评审咨询专家；兼任世界中医药学会联合会癌症姑息治疗研究专业委员会会长，中国民族医药学会肿瘤分会会长，中国中西医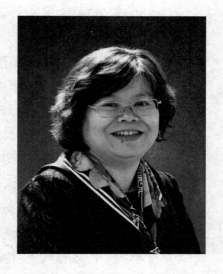
结合学会肿瘤专业委员会副主任委员，中国康复医学会肿瘤康复专业委员会副主任委员，广东省中医药学会肿瘤专业委员会主任委员，南方中医肿瘤联盟主席等。主持国家"十五"攻关项目、"十一五"支撑计划及国家自然科学基金等课题 20 余项，获教育部科技进步一等奖等多个奖项。荣获"国务院政府特殊津贴专家""广东省名中医""广东省首批中医药领军人才""中国好医生""全国最美中医""广东省优秀临床科主任"等称号，2015 年当选全国先进工作者，2017 年当选党的十九大代表。

林丽珠工作 30 余年，始终坚持以患者为中心，倡导"中西结合、带瘤生存、人文关怀"理念，为无数晚期癌症患者带来生命的希望。科研上攻坚克难，硕果累累；教育上含辛茹苦，桃李满天下，带动岭南、辐射全国。构建肿瘤人文病房，成立肿瘤康复俱乐部，组建"天使之翼"志愿服务队，被誉为"让绝症患者不绝望的好医生"。

**丛书主编**

林丽珠　广州中医药大学第一附属医院

**丛书编著者（按姓氏笔画排序）**

左　谦　广州中医药大学

付源峰　广州中医药大学

朱　可　广州中医药大学第一附属医院

孙玲玲　广州中医药大学第一附属医院

李佳殷　广州中医药大学第一附属医院

肖志伟　广州中医药大学第一附属医院

余　玲　广州中医药大学第一附属医院

余榕键　广东省人民医院

张少聪　广州中医药大学第一附属医院

张景涛　广东省中山市陈星海医院

陈壮忠　广州中医药大学第一附属医院

林丽珠　广州中医药大学第一附属医院

林洁涛　广州中医药大学第一附属医院

胡　蓉　平安健康互联网医学中心

蔡陈浩　广州中医药大学第一附属医院

翟林柱　广州中医药大学第一附属医院

# 序

## 妙手起沉疴，慈心著丰篇

近闻林丽珠教授主编的"健康中国——中医药防治肿瘤丛书"即将付梓，我先睹为快，阅后觉耳目一新。

作为临床医生，平时忙于探索治疗疾病的优势方案以提高临床疗效，关注学术前沿以开拓治疗思路，有所心得写而为文，也多是专业论著，限于行内交流。如何向老百姓宣传医学的知识，使他们更加了解关于肿瘤的那些事儿，呵护宝贵生命，从而避免闻癌色变，进入防治误区呢？现代医学泰斗裘法祖院士曾说："让医学归于大众。"医生的职责不仅仅是治病，还应该肩负起普及医学知识的社会责任。但将高深芜杂之专业知识科普化、大众化，又岂是容易之事。林丽珠教授的众弟子，均为扎根一线的医生，驭繁成简，历经三载，呕心沥血，终成"健康中国——中医药防治肿瘤丛书"，开启了肿瘤防治知识科普化的新篇章。

21世纪以来，传染性疾病在很大程度上受到控制，由于人类寿命的延长，老龄化社会的到来，肿瘤疾病遂成为常见病、高发病之一，其流行形势严峻，病死率、致残率高，给个人、家庭、国家带来巨大的痛楚和压力。各国政府每年投入大量的人力、物力对肿瘤疾病进行研究。随着研究的深入，我们正逐步揭开肿瘤疾病的面纱，肿瘤防治也有了长足的进展。因此，2006年世界卫生组织将肿瘤疾病定义为一种慢性疾病，可防可治，许多肿瘤患者得到及时医治，生活质量大大提高，生存时间也得以延长，治愈的病例不胜枚举。

但在我国，由于健康教育的普及不够，老百姓对肿瘤疾病缺乏正确的防治意识，缺乏行之有效的防治常识。一旦生病，或病急乱投医，或自暴自弃，或讳疾忌医，或迷信民间偏方及保健品等，而对于正规医院的系统医治却有抵触之心，因此常常造成失治、误治、延治，屡屡给生命财产造成损失，无不让人扼腕叹息。

中医药学对肿瘤的防治历史悠久，源远流长，内容博大精深，具有完整的理论体系及丰富的临床实践经验。《黄帝内经》曰"是故圣人不治已病治未病，不治已乱治未乱，此之谓也"，明确提出了"预防为主、防治结合"的思想，该思想指导着中医药学千百年来的临床实践，积累了丰富的经验。在漫长的历史长河中，中医药学为炎黄子孙防治恶疾、延年益寿做出卓越贡献，所得经验如繁花散落于古籍之中，点缀了中国几千年的文明。

中华人民共和国成立以来，在继承历代医家运用中医药学防治肿瘤的临床经验上，广大中医药工作者发皇古义，去伪存真，并积极吸收现代医学防治肿瘤的知识，形成了新的中西医防治肿瘤理论。在该理论指导下，医务工作者积极利用一切手段防治肿瘤，并逐步形成和建立了中西医结合肿瘤防治体系，有利于提高中医对肿瘤疾病的防治水平，推广中医药在全球防治肿瘤领域的应用。

林丽珠教授为广州中医药大学第一附属医院肿瘤中心主任，行医三十余载，妙手仁心，大医精诚，诊治屡起沉疴，救人于癌肿苦痛之中。俗话说"授之以鱼，不如授之以渔"，林丽珠教授不仅重视临床实践，还身体力行做了许多防治肿瘤的科普推广工作。其与国医大师周岱翰教授合著的《中医肿瘤食疗学》出版后即一售而罄，2009年获广州市第二届优秀科普作品积极创作奖，为年度畅销书。林丽珠教授多次受邀主讲防癌科普知识，如"礼来网络大讲堂——肺癌患者教育""云山大讲堂——防治肿瘤·三师而行""治疗肿瘤，别把中医当成最后的救命稻草"等，受到广大民众的欢迎。

本套丛书从临床实践出发，注重通俗实用，就12个常见的肿瘤病种，结合临床病例，用生动有趣的语言，将深奥难懂的恶性肿瘤防治知识通俗化，矫正民众在对防治肿瘤的认识上存在的误区，从而学会正确合理防治恶性肿瘤的方法。

本丛书的出版对宣传肿瘤的防治意义非常，可供普通读者、医学生以及医务人员等参考，故乐为之序。

戊戌六月于羊城

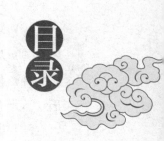

# 目录

# 引　子

## 奥黛丽·赫本——"人间天使"的坠落

1929 年，奥黛丽·赫本出生在比利时的首都布鲁塞尔一个贵族之家。她身上具有荷兰王室的高贵血统，但其童年却是在二战的颠沛流离中度过的，18 岁时涉足影坛。中国观众熟悉的赫本，是从电影《罗马假日》开始的。赫本辉煌事业的开端，也通常自《罗马假日》算起，这是她的成名作，对她有着特殊的意义。

1991 年，美国林肯中心电影协会向赫本颁发荣誉奖，这是对赫本演艺生涯以及非凡演技的极高褒奖。生活中的赫本，是时尚的代名词，当年的"赫本头"和"黑格裙"曾让无数女性着迷。赫本晚年热心公益事业，她不时造访一些贫穷地区，足迹遍及埃塞俄比亚、苏丹、萨尔瓦多等亚非拉许多国家。然而在 1992 年 11 月，63 岁的奥黛丽·赫本完成对埃塞俄比亚贫困儿童的援助计划，从索马里回美国后，感觉身心很疲惫，情绪低落。她原以为是感染了阿米巴原虫，于是前往洛杉矶一家医院做了全面检查，检查结果竟然是结肠癌。据医生推测，癌细胞最先可能是在阑尾附近生成的。没有人能够断定这一点，因为当时的检查手段无法直接看到阑尾的位置，它躲在腹腔的角落里，人们对这个人体内已经退化的器官所知甚少，但是它却杀死了赫本。

医生估计几年前她就已经患上了结肠癌，确诊时癌细胞在她体内已经开始扩散，导致她经常感到腹部疼痛、疲乏，人也变得异常的消瘦。尽管医生切除了她的盲肠和一部分结肠，希望能够减轻她的痛苦，但是不久她的病情急转直下，迅速恶化。在切除了盲肠和一部分结肠后不到几周的时间，肿瘤又转移到了胃部。赫本知道自己的病已经没有治愈的希望了，于是决定放弃化疗。

然而就是这样一位美丽善良的天使，为了她奉献一生的慈善事业，忽略了自己越来越羸弱的身体。在瑞士洛桑，手术后第 57 天，赫本因病痛使用镇静剂，在吗啡产生的幻觉中，安详地离开了人世，享年 64 岁，一代巨星从此陨落。在她弥留之际，诺贝尔和平奖获得者特雷莎修女呼吁全球修女为她祈福；好莱坞明星伊丽莎白·泰勒则动情地说："天使回天国去了。"

## 按语

大肠是人体消化系统的重要组成部分，位于消化道的下段，成人大肠全长约 1.5 米，起自回肠，包括盲肠、升结肠、横结肠、降结肠、乙状结肠和直肠六部分。大肠癌患者常常出现腹痛症状，在大肠癌就诊患者中腹痛发生率占 60% ～ 80%，早期多表现为腹部隐痛，腹痛会延续很长一段时间，但并不是特别疼痛，会有闷闷的隐痛感，而且会伴有腹泻和便秘交替。如果用手按压腹部，有明显的疼痛和肿块，就更要警惕了。长期、持久或剧烈的腹痛切莫掉以轻心，早期就诊，早期治疗，大肠癌往往能得到良好的控制。

# 医师篇

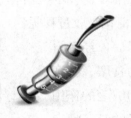

医师指导，合理用药
早期诊断，早期治疗
中西并重，早日康复

# 一、人之"肠"情

## （一）肠道的功能

### 1. 营养吸收

常有人抱怨，吃了不少补品、钙片、维生素却毫无效果。其实很有可能是因为肠道吸收功能不好，补了也白补。那么人吃下去的食物，在人体器官中经过了怎样的消化吸收过程呢？

首先，食物进入胃以后，经过胃的混合、加工和分解成为食糜，食糜进入肠道，在肠道蠕动和绒毛的作用下缓慢移动，一般要一天的时间通过7～9米的肠道。在这个时间内，肠道会分泌出一种叫作"酶"的东西把这些食糜分解掉。肠壁会选择吸收对人体有用的物质，没用的和有害的残渣通过排泄系统排出体外。人体需要的营养成分被肠道吸收后，再通过肠壁上的毛细血管交给血液，由它们带

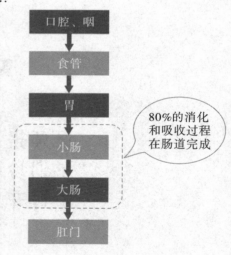

到全身。由此可见，肠道对人体是多么的重要，整个人体所需的营养都是在这里生产出来的。

### 2. 免疫

人的身体里大部分的防卫力量（淋巴组织）都被部署在肠道内。

人体的肠道有 7～9 米长，肠黏膜面积有 200～250 平方米。[注：这里的肠道是指小肠（十二指肠、空肠、回肠）+ 大肠（结肠、盲肠、直肠）]展开的肠黏膜面积远远大于人体体表皮肤的面积，而只要有黏膜的地方，就会有淋巴组织。肠道因为黏膜表面积最大，接触的外来细菌最多，所以淋巴组织最发达，集结了人体 60%～70% 的免疫细胞，前仆后继地对抗着不断入侵的细菌、病毒。

### 3. 排便

大肠依靠肌肉无规律的收缩，使大便不断向下推进至肛门部。排便是一种反射行为，平时直肠内没有粪便，人不会感受到便意；而当粪便被推入直肠后，直肠内压升高，通过神经反射至大脑，便意由此产生。食物残渣在大肠内一般停留 10 小时以上，其中的绝大部分水和无机盐被大肠黏膜吸收，其余部分经细菌分解后，形成粪便。如果排便反射经常被抑制，就会逐渐导致直肠对粪便的压力刺激失去正常的敏感性。粪便在大肠中停留过久，会因过多的水分被吸收而变得干硬，导致不易排出，这是产生便秘的原因之一。因此，养成良好的排便习惯也是预防大肠癌的重要因素。

"细菌"这个词在人们的常识里是不好的东西。大家也许认为，如果肠道里没有细菌，那一定非常干净，但事实正好相反，"水至清则无鱼"。其实只要肠道免疫系统正常运作，肠道内的有益菌占多数，人体就能抵御很多外来有害微生物的侵害。

## （二）大肠的"家庭成员"

大肠是人体消化系统的重要组成部分，位于消化道的下段，成人大肠全长约 1.5 米，起自回肠，包括盲肠、升结肠、横结肠、降结肠、乙状结肠和直肠六部分；全程形似方框，围绕在小肠的周围。大

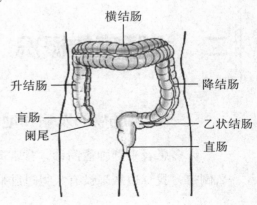

肠投影在体表位置的脐周，人们常说的"肚子痛"多半与大肠有关，特别是与大便相关的腹痛肚胀，常与大肠功能紊乱或病变有关。

### 1．盲肠

盲肠为大肠起始的膨大盲端（管道死端），长6～8厘米，位于右髂窝（盆腔右侧）内，向上通升结肠，向左连回肠。回盲瓣可防止大肠内容物逆流入小肠。在回盲瓣的下方约2厘米处，有阑尾的开口。

### 2．结肠

结肠是介于盲肠和直肠之间的部分，按其所在位置和形态，又分为升结肠、横结肠、降结肠和乙状结肠四部分。结肠具有类似小肠的蠕动，但其频率较慢。结肠的另一运动形式称集团运动，这是一种进行很快且移行很远的强烈蠕动。这种运动每日发生3～4次。通常发生于饭后。集团运动常自横结肠开始，可将一部分大肠内容物一直推送到结肠下端，甚至推入直肠，进而引起便意。

### 3．直肠

直肠为大肠的末段，长15～16厘米，位于骨盆内。上接乙状结肠，下端以肛门为终。直肠有吸收、分泌和排便功能，可以吸收少量的水、盐、葡萄糖和一部分药物，也能分泌黏液以利排便。

# 二、大肠癌的概况

## （一）大肠癌的发病和地域分布

许多患者来到肿瘤门诊，常常向医生抱怨："唉，为什么偏偏是我这么倒霉，我身边从来没有人得过肿瘤。"那么，大肠癌是不是一种少见的疾病呢？答案是否定的。事实上大肠癌的发病率在我国恶性肿瘤发病中排第 4 位，仅次于肺癌、胃癌和肝癌。

2018 年 2 月，国家癌症中心发布了最新一期的全国癌症统计数据，本次报告发布的数据为全国肿瘤登记中心收集汇总全国肿瘤登记处 2014 年登记的资料。全国结直肠癌新病例占全部癌症的 9.74%，按发病例数排位，结直肠癌发病位居肺癌、胃癌之后，排第 3 位，死亡病例相当于发病数的一半。患结直肠癌的男性多于女性，但发展趋势是女性增加速度较快，特别是结肠癌，发病年龄有老年化趋向，随着年龄增长，结直肠癌发病的危险性增加。

在我国，大肠癌发病率与病死率的地理分布特征为：东部沿海地区比内陆西北地区高发，其中最高的是长江中下游地区，也就是经济发达地区发病率高，城市较农村高，大城市又较小城市高。该分布特征同样表明大肠癌发病与地区经济、生活习惯、膳食结构等因素相关。

## （二）你是大肠癌的高危人群吗

下面介绍一下大肠癌的高危人群。

### 1. 慢性肠道症状且持续性加重者

慢性肠道症状主要有腹痛、腹部不适、腹胀、腹泻、便秘、肛门疼痛等不适。许多胃肠道疾病患者会出现以上症状，这些症状的诊断与鉴别诊断是相当复杂的，因此需要根据患者的实际情况，有选择地进行必要的体检、实验室检查或辅助检查，以排除肿瘤的可能性。

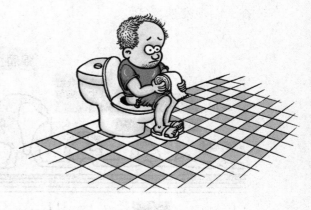

## 2．大肠癌高发区的中老年人

几年前，大肠癌还尚未进入我国癌症高发病种的"前三甲"，但近两年其发病率突飞猛进，江苏、浙江、上海及珠江三角洲地区发病率增速已远超西方国家。结直肠癌是典型的"富贵病"。有研究显示，结直肠癌与糖尿病、高血压、冠心病都有相同的基因发病机制。反映到生活方式上，主要是患者常年有高脂肪饮食、缺少膳食纤维摄入，以及久坐少动、不按时排便等不良生活习惯。曾经有个70多岁的阿伯患有乙状结肠癌，医生动员他40多岁的儿子也来做个肠镜，结果发现已是肠癌中期，当时他儿子还没有出现任何症状。因此，建议40岁以上人群做肠镜检查，然后根据医生指导进行随访，不要等到有症状才去检查。

## 3．大肠息肉患者

大肠息肉是从大肠黏膜上长出来的一种赘生物，其大小、形状、数目、部位各异。大肠息肉患者40岁以上的中老年人较多，随着年龄的增加息肉也在增多，此病依靠结肠镜即可确诊。大肠息肉按其来源主要分为腺瘤性和增生（炎症）性两大类。腺瘤性息肉，尤其是多发性的和直径大于1厘米的腺瘤性息肉癌变危险性较大，被称为大肠癌的癌前病变，必须摘除干净；即便已经治疗了的腺瘤性息肉患者，也要定期复查，以观察是否复发。

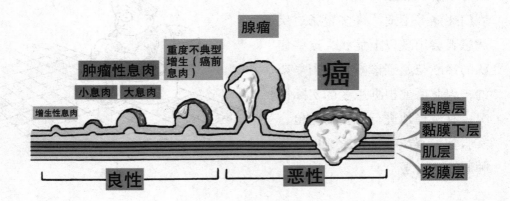

### 4．曾患过大肠癌者

有 2%～11% 的大肠癌患者在治疗了第一个癌灶后又发生第二个原发直肠癌灶（不是复发），这被称为异时多发。所以说，患者不要因已经治疗过就以为可以高枕无忧，而是要积极定期复查。

### 5．大肠癌患者的家庭成员

在临床上，经常会遇到家族中有多位亲属患上大肠癌的案例，这类肠癌叫家族性肠癌，分为家族性息肉病和非家族性息肉病。家族性息肉病起病的时候，家庭成员最早的表现是患有结肠息肉。如果这些息肉不切除，到了 40 岁以后，多数会发展为大肠癌。非家族性息肉病的结肠息肉为散发性，息肉也要小一点，发病时间会比家族性息肉病要迟。对于有家族性肠癌史的家族成员，建议从 20 岁开始坚持每年做一次肠镜，一旦发现息肉就及时摘除，这是预防这类大肠癌最有效的方法。

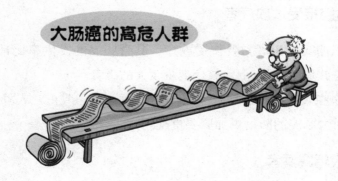

### 6．遗传性非息肉性大肠癌家族成员

遗传性非息肉性大肠癌又称为"林奇综合征"，占所有结直肠癌患者的 5%～15%，既可见于癌症患者，也可见于尚无癌症者。该综合征具有因基因突变引起的对结直肠癌及某些其他癌症（如子宫内膜癌、胃癌）的遗传易感性。患有该病的人一生中患结直肠癌的可能性约为 80%，而且其结直肠癌发病年龄早，平均年龄约 45 岁。

### 7. 溃疡性结肠炎者

溃疡性结肠炎不是一般说的结肠炎，而是以反复发作的脓血便为主要症状，结肠镜检可见"口疮"样溃疡的结肠炎。溃疡性结肠炎发生癌变的概率比正常人高 5～10 倍，特别是可以在未成年时就发病，而且病变一直在活动、病变范围广泛、病程在 5 年以上的人，癌变危险性更大。值得注意的是，近年来我国溃疡性结肠炎患者明显增多，由此引发的癌症患者也在增多。

### 8. Crohn 病者

Crohn 病（克罗恩病）同样也是一种原因不明的肠道炎症性疾病，本病临床表现为腹痛、腹泻、肠梗阻，而且伴有发热、营养障碍等肠外表现。病程多迁延，反复发作，不易根治，目前尚无根治手段。克罗恩病使得患者患胃肠道及肠道外恶性肿瘤的风险增加。

### 9. 盆腔接受过放疗者

子宫、卵巢癌患者常要接受放疗，其直肠癌的发生率比常人高出 4 倍，尤其是放疗 10 年以上、放疗剂量较大的患者。

以上这些人群在日后罹患大肠癌的概率，比一般正常人群要高出许多，因此对大肠癌的防治更加需要重视。

### 10. 吸烟喝酒者

吸烟，特别是长期吸烟与结肠癌、直肠癌死亡率增高密切相关。因为香烟的烟雾中含有许多致癌物质，包括多环芳烃、烟草特异的亚硝铵和杂环芳香族胺等，这些物质可以通过全身血液循环到达靶器官并发挥毒性作用。因此建议吸烟者戒烟，并且越早越好，非吸烟者也不应开始吸烟。

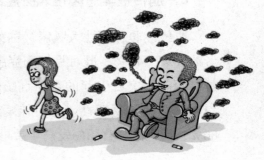

国际癌症研究机构最新统计报告显示，饮酒与结直肠癌发生具有一定的相关性。有大肠癌家族史的人每日摄入酒精量多于 30 毫升（含 30 毫升，也就是 2 杯美式酒或 4 杯英式酒）将增加罹患大肠癌风险。研究也已证实饮酒者比非饮酒者死于结肠癌的风险性要高，因此减少酒精摄入量也有利于预防大肠癌。

**专 家 建 议**

针对大肠癌高危人群，从 40 岁起每 3～5 年接受一次大肠癌筛查；其中对有家族遗传史的人群，建议尽早到医院就诊检查。

对于非高危人群，应从 50 岁起每 5～10 年进行一次大肠癌筛查。

## （三）发现大肠癌的蛛丝马迹

大肠癌是一种常见的消化道肿瘤，年龄在 40～50 岁之间的人群发病率最高。其发病率与死亡率尽管低于胃癌、食管癌、肺癌，但随着人们生活质量的不断提高，饮食结构的改变使得发病率节节攀升。专家介绍说，结肠癌早期多无症状，随着癌体积增大和产生继发病变，才出现症状，如果这时才发现，大多已经到了癌症的中晚期了，将给治疗带来很大的难度。因此，平时注意一些身体的变化，对预防结肠癌是很有帮助的。

### 1. 便血并非都是痔疮引起的

庄师傅是一名长途汽车司机，多年以来一直有大便不畅的毛病。一年前他开始出现大便带血，后来因便血次数增多，肛门伴有下坠感，到医院就诊，医生说是痔疮，开了痔疮膏等外用药，但庄师傅半年来仍有便血，而且大便带有黏液、脓血，次数增多，总感觉排不干净，甚至排便困难。后来到医院做直肠指检，在距肛门 8 厘米处触到一菜花样硬肿物，凹凸不平，指检后手指染血味腥臭，最终诊断为直肠癌。

按语

　　大多数人发现大便带血时的第一反应就是痔疮犯了，"十人九痔"嘛，自己买点痔疮药用一用就可以了。殊不知，危险信号也就这样被掩盖了，因为便血并非都是痔疮引起的。

## 2. 大便习惯改变需谨慎

　　老王常年在汽配厂工作，平时工作强度很大，最近经常出现大便不规律，一天2～3次，还带有黏液，老感觉大便排而不净。后来到医院看病，大便隐血检查3次，其中有2次呈阳性，在医生的建议下，行结肠镜检查，发现乙状结肠处有个如黄豆大的肿物，活检取该处组织送病理检查，结果证实，属于结肠癌早期。同样情况的还有李奶奶，半年前开始便秘，就自行服用了些通便药，并没有重视。最近，她感到排便越来越困难，总有便意但又排不出来，大便细且一节一节的，未有便血，经过检查，考虑为肿瘤压迫导致肠腔狭窄。

按语

　　在正常的情况下，每个人的排便都有一定的规律性，排便习惯包括很多方面，如平常排便比较干燥，最近却突然变稀，或是由稀变干；还有的人排便次数出现了变化，从每天一次变成两三次，或反之。故事中的老王和李奶奶，分别出现了里急后重、大便秘结等不适症状。总之，如果有大便习惯或性状改变（由干变稀，带黏液和鲜血或大便不成形，变细变扁），即排便和平常的规律不一样了，就应及早到医院进行专科检查。然而，许多患者往往忽视了这些"早期信号"，相较于及时就医，他们更多的是选择自己服用一些通便药或者止泻药，刚开始可能会有一些效果，但没有找对疾病本质用药，往往后期是收效甚微的。

### 3. 腹部隐痛切勿掉以轻心

49 岁的杭州吴先生，最近两个月来反复出现下腹部隐约疼痛，大便后可以稍缓解。到当地医院检查，B 超检查出来有膀胱炎和结石，就以为是这毛病引起的疼痛，于是拒绝了医生进一步检查的建议。治疗了 2 个月，时好时坏，效果不好。后来再到上一级医院重新检查，大便常规检查发现有黏性的分泌物，行肠镜检查，最终发现，在吴先生膀胱上方横结肠的位置，长满肿瘤，本来 4 厘米直径的肠道，只剩下一个像吃过的苹果核那样的狭窄腔隙。最后他被确诊为晚期结肠癌。

与肠道相关的腹痛通常有以下几种情况。

（1）肠胃炎。如果吃了不干净的食物，胃肠被大肠杆菌等细菌感染，也就是我们平常所说的"肠胃炎""坏肚子"，腹痛常常会集中在下腹，而且通常伴有想大便的感觉。如果大便后腹痛减轻了，而且吃了药很快就好，没有拖延数日，更能证实这种情况。如果得了溃疡性肠炎，就会经常感到下腹痛，也有想大便的感觉。这是因为溃疡性肠炎短时间难以治愈，所以就会一直伴有腹痛。

（2）肠梗阻。如果腹痛难忍，有肠被拧成绳子一样的疼痛感觉，就要警惕了，这可能是肠梗阻在作祟。特别是很长时间没有排便，有呕吐，呕吐物还有一股粪便的味道，伴有腹胀、肛门停止排气排便，就要警惕肠梗阻。

（3）阑尾炎。如果右下腹疼痛，而且用手指能找到一个压痛点，则可能患有阑尾炎，特别是当手指在压痛点压下去后突然放开也会有剧烈疼痛，十之八九是阑尾出毛病了。

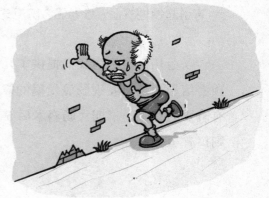

（4）大肠癌。患者常常出现腹痛症状，在大肠癌就诊患者中腹痛发生率占 60%～80%，早期多表现为腹部隐痛，腹痛会延续很长一段时间，但是并不是特别疼痛，会有闷闷的隐痛感。而且会伴有腹泻和便秘交替，如果用手按压腹部，有明显的疼痛和肿块，更要警惕。上面案例中的吴先生将腹痛误以为是膀胱炎引起的，故而延误了肿瘤诊治的最佳时机。

### 4. 不明原因的贫血、消瘦、乏力是警钟

老邱（化名）退休一年身材突然苗条了很多，以前的将军肚消失得无影无踪，周围朋友甚是羡慕，纷纷要他分享减肥心得。老邱听到夸奖也十分受用，自我总结为退休后外出应酬少了，油腻食物吃得少了，所以变瘦是自然的事情。他除了稍微疲倦、活动乏力之外，没有其他不舒服。奇怪的是，在最近的一次单位体检时，却发现有中度贫血，进一步完善检查后被诊断为大肠癌。

**按** 语

很多患者往往是在出现消瘦、贫血和乏力等症状后才意外发现结肠肿瘤，这些症状在右半结肠癌的患者身上尤为多见。由于粪便在右半结肠时仍呈现半流动的稀糊状，因此不易出现由粪便摩擦癌灶而引起的出血症状，然而长期癌灶坏死、缓慢出血或肠道营养吸收障碍，可引起慢性贫血，患者便会出现乏力、头晕、脸色发白等贫血的症状。

以上几个案例为我们提供了几种典型大肠癌变表现，重视这些早期预警信号，及早发现肠癌发病的蛛丝马迹，对于早期预防和诊治大肠癌有重要的意义。早期大肠癌术后 5 年生存率可达到 90%～95%，而晚期则仅有 10%。

## （四）不同部位结肠癌各有"千秋"

值得注意的是，大肠癌患者的左右半结肠的区分以腹部正中线为界，腹部偏右侧发生的结肠癌即为右半结肠癌，偏左即为左半结肠癌。由于左右侧大肠以及直肠在解剖及生理功能上有所不同，其临床表现也不同。

### 1. 结肠左实右虚

右半结肠癌临床症状多为食欲不振、恶心、呕吐、贫血、疲劳、腹痛等以虚证为主的症状。左半结肠腔较窄，左半结肠癌易出现大便习惯改变，出现便秘、便血、腹泻、腹痛、腹胀等实证表现。

### 2．结肠左长右短

有数据表明，疾病早期，左右半结肠癌患者 5 年生存率无明显差别，然而在中晚期患者中，左半结肠癌患者的 5 年生存率显著高于右半结肠癌患者。右侧肠腔宽大，肿瘤生长至一定体积才会出现腹部症状，肿瘤确诊时多分期较晚，这也可能是导致右半结肠癌患者预后差的原因之一。

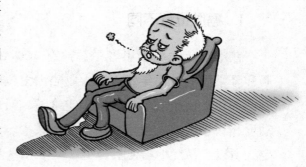

### 3．结肠左好右坏

加拿大国家癌症中心临床试验组研究表明，接受一线化疗方案联合西妥昔单抗或贝伐珠单抗时，左半结肠癌患者的总生存期有显著优势（即左半肠癌患者疗效更好）。

# （五）老年人大肠癌和年轻人大肠癌有何不同

大肠癌的发病率随着年龄增长而上升，尤其在 40 岁以后，以 50～60 岁为高发阶段，因此让人们甚至医生产生错觉：大肠癌是中老年人的事，年轻人不在此列。然而近年来国内许多资料都向人们发出警报：大肠癌正在疯狂偷袭年轻人。就世界范围来说，欧美是大肠癌高发区，小于 40 岁的年轻人，患大肠癌占该病总数的 2.2%～4.5%。令人吃惊的是，我国年轻人患大肠癌的比例，高出此值 4～10 倍之多，有报告称最年轻一例仅 13 岁。并且，年轻人患大肠癌的误诊率高达 60%～70%。有的竟连续被误诊 3 次之多，被误诊成痔疮、痢疾、结肠炎等疾病的较多。

无论是年轻人还是老年人，若患有大肠癌，其临床表现均近似，如出现腹痛、黏液血便、排便习惯改变等，进一步比较可发现两者仍有许多不同之处。

## 1. 癌肿位置不同

在中老年大肠癌患者中，约有 70% 的人发生在左侧直肠、乙状结肠和降结肠处；而年轻人患大肠癌大多位于右侧的盲肠、升结肠或结肠肝曲部位。由于右半侧大肠固定度差，活动度大，肠腔也宽，癌肿的活动度相对也大些，发生梗阻的现象较少。长在左侧的大肠癌，肿块较固定，所以容易发生肠梗阻。

## 2. 腹痛轻重不同

年轻人患大肠癌后，病情进展较快，癌灶易浸润到浆膜层，或病变引起炎症导致肠道发生痉挛，而引起剧烈的腹痛。中老年人的脏器因老化，对疼痛的敏感度降低，出现的腹痛较轻。

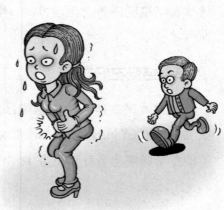

### 3．血便明暗不同

血便是大肠癌患者最典型的症状，但年轻人与中老年人却截然不同。中老年人大肠癌因多在左侧，癌肿出血后肉眼可看到排出新鲜血便。年轻人大肠癌多在右侧，因为粪便在右半侧的结肠内尚未完全成形，所以出血后常与大便混合。在临床上，约有70%以上以血便或黏液血便为首发症状。有的因出血量少，需通过大便隐血试验才能检出；有的已发生明显贫血，还不知是什么原因引起的。

### 4．存活率高低不同

年轻人患大肠癌以浸润型癌肿居多，癌细胞分化程度差，浸润能力强，更容易向周围或深层组织扩散，预后不良，其5年存活率仅及中老年大肠癌患者的1/4。

总之，中老年人患结肠癌在临床表现、病理分期及预后等方面与年轻人有着不同的特征，要改善大肠癌患者的预后，应大力普及卫生知识，在临床工作中提高警惕，最大限度地降低误诊率，使结肠癌患者能够早发现、早诊断、早治疗。

## （六）大肠癌会遗传吗

肿瘤患者在就诊时，普遍会有的担忧是：我的病会传染吗？会遗传吗？32岁的张先生也有着同样的担忧，在年初因腹泻、腹痛到医院就诊，进一步检查却被确诊为大肠癌。而张先生的父亲正是因为大肠癌而离世的。那么大肠癌是否会遗传呢？事实上，在消化系统恶性肿瘤中，大肠癌的发生与遗传关系较为密切。但真正的遗传性大肠癌，不到两成。事实上，大肠癌本身并不具有遗传

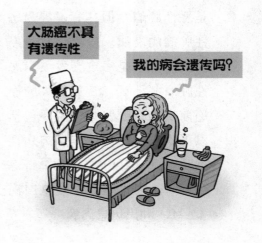

大肠癌不具有遗传性

我的病会遗传吗？

性，而是由于某些大肠癌病因的遗传性，让多数大肠癌患者打上了"家族史"的标签。

临床上发现，即使是非遗传性大肠癌，也有家族聚集倾向。准确地说，这并非是疾病的直接遗传，而是一种易感性的遗传。从基因水平看，非遗传性大肠癌并不像遗传性大肠癌，患者没有发生特定基因的突变，却可能存在某些基因缺陷，或者与常人有细微差别。这些小缺陷或差别可能会通过降低某些酶（如致癌物的代谢酶）的活性，而使机体对致癌物的抵御能力下降。于是，在接受同样的来自环境或食物等致癌物的情况下，他们的中招概率就高一些。

因此，这部分人群就要特别注意保持良好的生活习惯，少吃腌熏食物，不吃发霉食物，少饮含酒精饮料，戒烟，等等。如出现大便习惯改变及其他不适，更要积极就医。有这种"家族史"者，只要生活方式改善了，就能很好地预防大肠癌。

## （七）哪些"家族史"人群容易中招

目前认为，对于有大肠癌家族史或有癌前疾病家族史的人群，其大肠癌的发病率要远远高于无家族史的人群。什么叫癌前病变呢？就是某些疾病虽然本身不是恶性肿瘤，但具有发展为恶性肿瘤的潜质。应当注意，癌前疾病并不是一定会发展为恶性肿瘤。那么，常见的大肠癌癌前疾病有哪些呢？主要包括以下疾病：遗传性非息肉病性大肠癌（HNPCC，又称林奇综合征）、家族性腺瘤性息肉病（FAP）和黑斑息肉病。

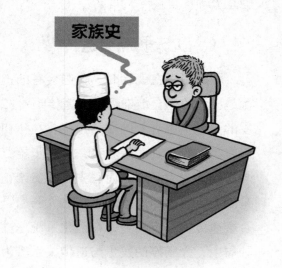

家族史

## 1. 林奇综合征

40 岁的王先生的父亲和哥哥相继被林奇综合征夺命，他在最近一次肠镜检查中发现自己也被列入了该病的"黑名单"。

该病是一种由基因突变引起的遗传病。更为人诟病的是它还是个"急性子"，好发于 44 岁左右的人群中，一般人从腺瘤发展至腺癌要 8～10 年，而该病只需 2～3 年。它喜欢待在右半结肠，还由于它的遗传性，常常让患者一家苦不堪言。

## 2. 家族性腺瘤性息肉病

15 岁的小张时而拉肚子时而便秘，为此挺苦恼的。而他的家族中已经有三位长辈因为大肠癌去世。经过全面诊断，小张的苦恼源于家族性腺瘤性息肉病。

该病是由 5 号染色体的抑癌基因突变而衍生的，整个肠子都是它的攻击范围，一般患者 12～13 岁就有出现息肉，如果不引起重视，到 20 岁息肉就会分布至整个肠子，如果还不治疗，在 40 岁以前几乎都会癌变，到时就后悔莫及了。

因此这种类型的大肠癌患者患病与否主要是内在的、先天的因素，外因影响较小。

## 3. 黑斑息肉病

27 岁的李先生从小就发现身上有黑斑，并且伴食欲不振，因此他个子矮小，瘦得像竹竿一样，这都源于他的黑斑息肉病。

黑斑息肉病也跟基因突变有关，但它的特点在于"内外兼修"。在体内，肠、胃分布息肉，不仅如此，它的魔掌还会伸到肠道以外的地方，对膀胱、呼吸道等器官"虎视眈眈"。而且患者在"长"，它也在"长"。在体表，它使患者皮肤也长有黑斑。

### 4．没有家族史就一定不会得大肠癌吗

答案是否定的。因为部分患者大肠癌的发生与基因的突变有关。因此当年轻人出现如便血、大便习惯改变、腹痛、贫血、消瘦等症状时要引起高度重视。可行肠镜或钡剂 X 线检查，当肠镜或钡剂灌肠 X 线检查发现结直肠内有成百上千的息肉时，应当首先考虑患者有 FAP 的可能性。通过结肠镜可了解息肉分布范围，对息肉和可疑癌变病灶取活检以及切除息肉，可以在明确诊断的同时减轻部分患者的症状。

## （八）反复大肠息肉不可忽视

大肠息肉大多数为腺瘤样息肉，有的大肠息肉属于良性增生的产物，有的是炎性增生的结果。不同大肠息肉的临床表现差异很大，少数有炎性息肉的患者会出现便血、黏液便或便秘、腹痛、腹泻等异常。除了炎性息肉以外，大部分的肠息肉没有任何自觉症状，特别是临床最常见的，癌变风险最大的结肠腺瘤，一般没有症状，往往在结肠镜或者肠道 X 线检查中偶然发现。随着年龄的增长，结肠腺瘤癌变的概率会逐渐升高。腺瘤和家族性结肠息肉病最好及早进行手术治疗。因为绝大多数大肠癌都是由腺瘤恶变而来的。由于结肠镜设备的不断更新换代和操作技术的熟练，大部分腺瘤可以通过结肠镜进行切除。但当结肠镜不能切除时，即肿瘤直径大于 2 厘米的无蒂的腺瘤及多发性腺瘤相距较近时，需要手术切除。

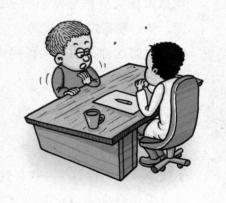

家族性结肠息肉病发生大肠癌的平均年龄比一般人群提前 15～20 岁，几乎所有未经治疗的 40 岁患者都有可能发生大肠癌。预防性手术切除对癌变的结肠是必要的。

因此，针对大肠息肉一定要提高警惕，重视"三早原则"，即早期发现、早期诊断、早期治疗。肠息肉的治疗原则是：对于有症状的息

---

肉，应该予以治疗；对于无症状的息肉，也是临床绝大部分息肉，主要根据其是否有癌变倾向再决定治疗方法。一般有癌变倾向的腺瘤性息肉，原则上应该切除，而增生性息肉、炎性息肉等则无须特殊治疗，观察随访就可以了。

# 三、大肠癌的诊断与防治

## （一）早期诊治把握大肠癌的主动权

### 1. 从里根总统战胜大肠癌谈起

美国原总统罗纳德·里根便是凭借对大肠癌的早期诊断，打赢了一场与大肠癌的"恶战"。时值里根总统竞选连任的第二个年头，他政治上风头正劲，却与大肠癌"不期而遇"。3月，他接受了一次例行的全面身体检查，其他脏器未发现异常。由于里根身上存在着一些典型的大肠癌危险因素［如喜欢肉食较少素食、频繁出席宴席、经常饮酒、日理万机缺少体育锻炼、有大肠癌家族史（其弟患结肠癌）］，医生特意为他安排了乙状结肠镜检查，结果发现了一个小息肉，大便隐血试验有两份标本呈阳性。这些结果提示他有患大肠癌的可能性，因此，在同年7月医生又为他安排了全结肠镜检查，发现在大肠的起始部盲肠位置上有一个直径约2英寸（1英寸等于2.54厘米）的腺瘤，有可能已经癌变。于是，医生们建议里根立即接受手术。在坏消息面前，久经风浪的里根表现得极为理智与达观，当晚就住进了医院，经过充分的准备后，于次日接受了手术，术后病检报告显示腺瘤已经癌变。经过医生们的精心调治，不久，里根顺利康复出院，顺利地完成了总统任期，之后一直遵守医生的方案按期复查。功夫不负有心人，虽然后来老年痴呆症缠上了里根，但是大肠癌再没有找过他的麻烦。

　　早期诊治的"早"主要体现在尽早做病变筛查，定期检查的频率取决于患者大肠癌发生风险的高低。

　　一般风险者指没有大肠癌家族史、结肠息肉病史及家族性息肉病、遗传性非息肉病性结肠癌或炎性肠病临床症状的患者。中高危风险患者指拥有上述风险因素的患者。

## 2．大肠癌的防治原则

　　（1）大多数人属于一般风险的范畴，对于这些人，大肠癌的筛查应从40岁开始，通常推荐的检查为每年一次的肛门指检及粪便隐血检查，及每2～3年做一次结肠镜检查。粪便隐血实验异常者应使用结肠镜检查全部结肠。

　　（2）诊断有较大腺瘤样息肉或多发息肉的患者需要每年做结肠镜检查一次，如果再次检查未发现异常，可改为每2年检查一次。

　　（3）对直系亲属中患有大肠癌或结直肠腺瘤的人，其患大肠癌的风险更高，因而需要更有力的筛查。筛查应从35～40岁开始，或者比其家属癌症诊断的最小年龄提前10年甚至更早进行检查。筛查频率可参考一般人群的筛查。

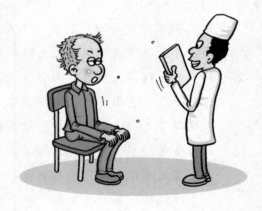

　　（4）炎性肠病患者需要在明确诊断8年后即开始行结肠镜检查，此后每1～2年需重新行肠镜检查一次。检查时，应每隔10厘米进行结肠黏膜的多次活检，以寻找可能形成的肿瘤。低分化或高分化的发育异常，由于存在较高的癌变率，因而应行结直肠的切除。

　　（5）有家族性息肉病史的患者或家庭应由能够提供合适的基因咨询和处理机构进行随访。当不能进行基因检测时，应从12岁开始每1～2年做乙状结肠检测一次，直至40岁。一旦发现息肉，并确诊为家族性多发性息肉病者，应考虑行全结直肠息肉切除术。

（6）对怀疑患有遗传性非息肉病性结肠癌的患者，需从 21 岁开始进行全结肠镜检，并且每 2 年检查一次直至 40 岁，此后每年检查一次。基因筛查可以帮助确定有遗传性非息肉病性结肠癌患者的基因突变，并相应进行其他相关肿瘤的筛查。

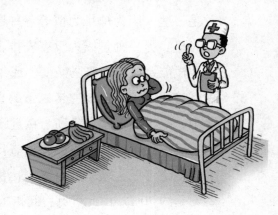

粪便隐血试验及结肠镜的筛查是早期诊断大肠癌的关键，同时，医患双方都需要加强对大肠癌的认识，提高警惕，减少误诊、漏诊，早期发现、早期诊断和早期治疗是提高大肠癌患者生存率的关键。

### 3. 阿司匹林可以预防大肠癌吗

阿司匹林对大肠癌的防治作用，人们已经研究多年，已有大量病例对照研究及队列研究表明，阿司匹林可显著降低大肠癌发病及死亡风险；一项研究表明，连续每天服用阿司匹林超过 5 年可使大肠癌发病风险降低 32%。科学家预测，如果英国所有超过 50 岁的人都服用阿司匹林10 年，20 年后会减少 12.2 万例死亡。但是他们也警告阿司匹林可能会导致胃出血，在服用前需咨询医生。

专 家 建 议

有高出血风险，包括那些因血液病服用血液稀释药的人、经常抽烟和饮酒的人，他们服用阿司匹林通常更容易有副作用。专家建议所有考虑每天服用阿司匹林的人应咨询医生，讨论个体风险。

## （二）直肠指检

直肠指检也称肛检，是直肠癌和前列腺疾病早期辅助诊断的方法。放弃肛检也就失去了在常规体检中有可能发现直肠癌、直肠息肉的宝贵机会。

直肠方面的很多疾病，包括直肠癌，都可以通过肛门指检检查出来。每年一次的健康体检，有没有做肛检这一项目呢？有两种情况，一种是一些人因为怕难为情等各种原因，忽视肛检，结果错失了治疗的最佳时机。另一种是因为没有安排直肠指检这项重要的临床体格检查，所以也没能及时发现直肠病变。成年人的直肠一般长 15 厘米，8 厘米以上做肛检摸不到，但 8 厘米以下的直肠都可以用手摸到。中国的大肠癌患者中，一半以上是直肠癌。在直肠癌患者中，又有约 70% 的患者是中低位直肠癌，可以通过直肠指检查出来。在国家执业医师资格考试中，曾经有一道考题，就是问有多少比例的直肠癌可以在直肠指检中检出来。答案是约 70%。由此可见直肠指检的诊断价值有多高。

## （三）注意大便隐血的"隐情"

除了拒绝肛检外，许多人在每年一次的体检时，还拒绝验大便，这同样非常可惜。大便隐血检查也是直肠癌筛查的重要手段。如果检查出大便隐血阳性，就要做肠镜进一步排查大肠癌。在目前的所有检查手段中，直肠指检和大便隐血检查，是早期发现直肠癌最简单方便的方法。若是怀疑自己长痔疮，或者已经诊断为痔疮的人，更应该去做直肠指检。直肠癌的早期症状为便血、带黏液便等，但大多不会引起患者的重视，当作痔疮治疗，好了就不当回事。如果在早期发现直肠癌，肿瘤会很小，结合肠镜，进行局部切除，能保住肛门，肿瘤复发率也会低一点。

作为医生，最痛心的是，现在临床上发现的直肠癌患者，大部分已经到了中晚期。中晚期患者，手术要切掉肛门，需要在肚脐眼左下方打个洞建"人工肛门"，粪便只能通过肚脐眼旁的

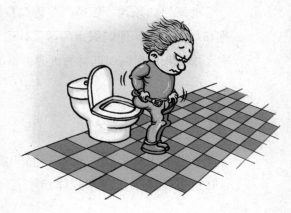

人工肛门排出，因为无法控制排便，只能 24 小时用袋子接着，严重影响生活质量。

## （四）癌胚抗原升高是癌症吗

小王，28 岁，一直以来身形消瘦，身高 170 厘米，体重只有 52 公斤，这半年来还瘦了 1 公斤左右。2013 年 12 月体检发现癌胚抗原（CEA）偏高，为 7.3，此后 4 个月每月连续跟踪检查，癌胚抗原数值逐渐升高，2014 年 5 月份从 19.65 到 26.20 之间隔了不到 10 天，于是赶紧进行了全面的检查，胃镜、胸片、心电图均提示正常，而肠镜发现距肛门 69 厘米处有一菜花状肿物，病理检查提示为中分化腺癌，遂至医院进行全面检查及手术治疗。

### 1. 单凭 CEA 升高就能诊断大肠癌吗

医生和患者都希望能够通过一项简单的血液检查就能知道患者将来是否会患大肠癌或者是否已经患有大肠癌，遗憾的是，至今仍没有找到一项诊断大肠癌的可靠的血液指标。目前可以应用的具有参考价值的检查指标是癌胚抗原（CEA）。CEA 是正常胃肠黏膜分泌的一种蛋白质，其水平的升高与大肠癌相关。尽管 CEA 主要由结直肠分泌，但其他脏器同样有分泌 CEA 的功能，因此 CEA 水平的升高并不一定代表大肠癌的发生，例如乳腺癌、胰腺癌、胃癌、膀胱癌、前列腺癌及肺癌同样能引起 CEA 水平的升高。

### 2. CEA 升高也不一定意味着肿瘤的发生

由于正常人血清中也有微量 CEA 存在，另外，比如一些良性炎症、息肉及吸烟、喝酒等都会引起 CEA 轻度增高。所以 CEA 不是检测恶性肿瘤的特异性指标。但是，检测血中的 CEA 有助于观察肿瘤患者癌肿的消长。

### 3. 用于大肠癌患者术后的随访的 CEA

在一些患者中，肿瘤复发时首先表现为 CEA 水平的升高。一旦 CEA 水平升高，可以通过其他的检查，如电子计算机断层扫描（CT）、正电子核素扫描（PET）及结肠镜来寻找复发的肿瘤。CEA 作为术后监测的一部分，能比单纯的体格检查提前发现肿瘤的复发。

## （五）大肠癌的诊断金标准——肠镜检查及活检

大肠癌的发病率在我国逐年上升，无症状的人定期肠镜筛查肠癌者极少，有的怕麻烦、怕痛苦，有的怕花钱。据临床观察，人过 50 岁，发现大肠息肉的概率将达 30%，70 岁时可达 50%。

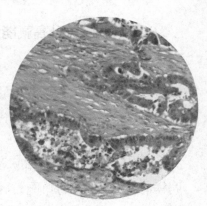

若经济条件允许，50 岁应做第一次肠镜检查，若无异常，则以后每隔 3 ～ 5 年检查一次；若发现腺瘤性息肉应尽早摘除，术后每年进行一次肠镜复查。

若条件不允许，可进行大便隐血试验，阳性者再进行肠镜检查。

若父母或兄弟姐妹等直系亲属中有大肠癌患者，则应该适时接受肠镜检查。

### 1. 肠镜检查

肠镜检查是经肛门将肠镜循腔迂回至回盲部，从黏膜侧观察结肠病变的检查方法，是目前诊断结肠肿瘤及其癌前病变最简便、最安全、最有效的方法。

近年来随着麻醉药品和医疗监护技术的进步，出现了无痛肠镜检查。其实质就是在检查前经静脉注射一种起效快、有效时间短、作用确切的麻醉药物，使患者在数秒钟内入睡，完成全部检查后即能苏醒，检查过程中不会有任何的不适和痛感。

### 2. 肠镜检查的意义

肠镜检查用于检查结肠的炎症、溃疡、肿瘤、寄生虫所致的病变以及不明原因的腹泻。可发现直肠指检无法摸到的位置的肿块。

肠镜检查既可用于诊断，又可作为治疗仪器，纤维结肠镜不仅能检视肿瘤大小、形态、部位、活动度，甚至可以发现早期病变，且能行息肉或早期微小癌灶切除，对可疑病灶能定向取组织进行活检。肠镜检查对预防及早期发现结肠癌有着重要的意

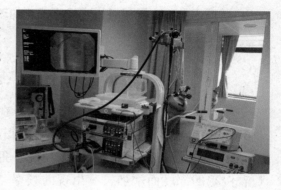

义，因此是目前大肠癌诊断最有效的手段。

# 四、大肠癌的表现

## （一）得了大肠癌会有哪些不舒服

小王，26岁，最近两个月，他经常感觉肚子隐隐胀痛，上厕所时肛门不适，上完厕所，过会儿又想上了。医生建议他做个肠镜检查，小王却认为医生是小题大做，认为自己"年纪这么轻，会有什么事情，可能最近吃得比较杂，吃坏了"。经过简单的体格检查，医生认为问题没那么简单，还是建议小王做肠镜。拿到肠镜报告单后，小王整个人都傻了，"大肠癌，晚期"，医生说，这时连手术都很难清理干净。

徐老的就诊经历，和小王颇为相似。78岁的他一直便血，还三天两头便秘，最近出现全身乏力、消瘦。徐老以为自己是"年纪大了"，但家人坚持让他做个肠镜检查。结果查出大肠癌中期，徐老一直都没法接受。

**按语**

　　大肠癌早期无症状，或症状不明显，仅感不适、消化不良、大便隐血等。随着癌肿的发展，症状逐渐出现，表现为大便习惯改变、腹痛、便血、腹部包块、肠梗阻等，伴或不伴贫血、发热和消瘦等全身症状。肿瘤因转移、浸润可引起受累器官的改变。

## （二）大肠癌的腹痛有哪些特点

　　大肠癌患者常常出现腹痛症状，在大肠癌就诊患者中腹痛发生率占60%～81%，它的发生率比腹胀高很多。腹痛的原因主要有以下几个方面：①肿瘤的局部侵犯，尤其是侵犯到黏膜下层或肌层时，疼痛则随着侵犯的深度而增加，其出现的频率和程度亦随之增加和加重。②肿瘤所致的肠道刺激引起的疼痛。③肿瘤侵犯到其他邻近器官引致器官间的相互粘连时造成的牵拉痛，当患者行走或活动时疼痛会明显加重。④肿瘤所致肠腔梗阻引起的疼痛。⑤肿瘤所致癌性肠穿孔造成的腹部疼痛。

### 1. 疼痛的性质

　　疼痛多表现为隐隐作痛、钝痛及刀绞样痛，或仅在进食后会有腹部隐痛和胀气，有时会有类似于胆囊炎或十二指肠溃疡的症状，这主要是因为腹痛定位不准确（牵涉痛）造成的；少数患者还会出现后背痛，这主要与结肠受到了牵拉有关。

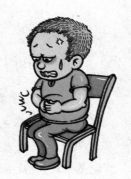

### 2. 疼痛的分类

　　疼痛可分为阵发性疼痛和持续性疼痛。阵发性疼痛多出现在肠腔梗阻时，由肿瘤造成的肠道刺激所引起，疼痛间隙时如同常人；而当肿瘤侵透肠壁全层并与周围组织发生粘连后，疼痛会加剧并转为持续性疼痛。

### 3．疼痛的部位

突发腹部剧痛并伴腹部压痛、触摸腹部如木板样则提示肠穿孔，这时需紧急行剖腹探查术。如病灶位于直肠和肛管部位，则腹痛发生率相对较低，其疼痛感觉靠下，以持续性疼痛为主，并在排便时明显加重。

当肿瘤侵及骶丛神经和骶骨后，可引起持续的剧烈疼痛如刀绞样痛，患者常常难以忍受。此外，腹痛的特点与患者年龄也有一定的关系，如中老年大肠癌患者的腹痛多为隐隐作痛，年轻患者疼痛则以剧烈腹痛居多，这可能与老年人疼痛敏感度降低有一定关系。

## （三）大便不通就是大肠癌吗

肠梗阻，顾名思义即是肠内容物不能在肠腔内顺利通过。一位七旬老人大便一直不太规律，大便 4～5 天才有一解，近两日出现呕吐、腹胀、腹痛等表现，至急诊就诊时，初步判断为肠梗阻，通过腹部 CT 检查，发现降结肠处可见一肿瘤，几乎阻塞了整段肠腔，老人不得不在肚子上挨了一刀。手术中，医生对肿物及部分结肠进行了切除，并从老人的肠道内取出了大量粪便，部分结肠被粪便撑得像汽车轮胎一样粗。术后 1 周老人即感如释重负。

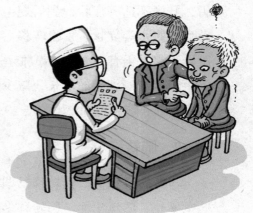

临床上，部分患者是以便秘、呕吐等肠梗阻症状来就诊的，一系列检查后被确诊为大肠癌。专家指出，超过 50% 的肠梗阻病因是肿瘤，经常有老人出现肠梗阻，一查病根，原来是结直肠癌在作祟。

事实上，许多疾病都可以出现肠梗阻症状，如疝气、蛔虫病、肠套叠、肠结核等。由于肠梗阻的病因太多，对于非专业人士而言，一旦有腹痛、腹胀或还伴有恶心和呕吐时，应立即到医院就诊，切忌乱吃药，自我治疗，或以经验治疗，以免延误病情。对于已明确诊断或怀疑为大肠癌引起的肠梗阻患者，首先要禁食，对腹胀严重的患者，必要时还要做胃肠减压。引流出胃肠道里过多的消化液后，患者可以通过静脉点滴输入营养物质，一旦确诊，应尽早进行手术治疗。

## （四）大肠癌的常见转移性症状

事实上，大肠癌到了中晚期，很容易出现多器官转移受累的症状，不仅加重了患者病情，而且使得大肠癌治疗更为棘手。那么，大肠癌细胞最容易跑到哪些部位呢？

### 1. 肝转移

约 25% 患者初期就表现为肝转移，另有 30% 在疾病过程中发展为肝转移。肝脏转移占大肠癌死亡人数的 2/3。然而临床上，大肠癌肝转移发病隐匿，多数患者在转移初期无明显症状，少数患者会出现疲劳、乏力，肝区不适等症状，到后期会出现进行性贫血，低热，进行性消瘦、黄疸及腹水等症状。发生转移后，若肝脏的病灶数量较少，且没有其他脏器转移，仍有 20% 的治愈概率，可以通过手术，冷冻消融，放、化疗等手段控制癌细胞的生长，减少癌细胞繁殖。若治疗得当，转移后患者生存期最长能超过 30 个月。

### 2. 肺转移

与肝转移相似，肺转移早期症状不明显，而随着病情的恶化患者会咳嗽不止，咳嗽出血。肺转移多数都是结肠癌晚期表现，到了一定的时期患者还会出现胸痛。过于严重时，患者还有可能会出现呼吸衰竭的表现。相对于大肠癌肝转移的治疗来说，肺转移的手段较少，主要靠化疗来控制病情进展。

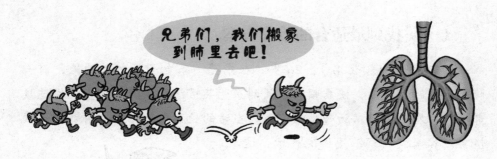

### 3. 骨转移

早期一般无明显症状，骨同位素扫描可发现有病变的骨骼。结肠癌骨转移的症状与肿瘤转移的部位、数量有关，如肋骨转移引起的肩背痛，多表现为肩背部位局限的、有明确压痛点的疼痛。脊髓转移引起后背部正中或病变部位疼痛，而四肢或躯干的骨转移引起该部位的局限性疼痛。临床上多应用放疗缓解患者疼痛，然而能否接受放疗还需要对患者身体情况进一步评估。

### 4. 腹膜及腹膜后淋巴结转移

腹膜转移可出现大量腹水；当腹膜后淋巴结广泛受累时，可出现两侧或一侧下肢水肿、阴囊或阴唇水肿等。临床多应用对症支持治疗以帮助患者消除水肿，视情况而应用化疗或其他综合治疗手段。

# 五、大肠癌治疗的"私人订制"

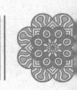

大肠癌患者病情各具特点，体质强弱各异，经济情况也不尽相同，医生应当综合考量各方面因素，制定出最适合患者的治疗方式。当然，在跟疾病抗争期间，医生也要根据患者病情变化，灵活变换治疗方式，这才能让严谨刻板的治疗方式真正做到"私人订制"。

## （一）找到最适合的治疗方案

患者胡丹丹（化名），26岁。在东莞一家电子厂打工的她，前一阵子感到时有腹痛，便意频繁，便到东莞某医院做了身体检查。通过腹部平片，发现有患结肠肿瘤的可能。当时的她不敢相信，怀着疑虑的心情再一次来到一家三甲医院就诊，这次做的是全腹CT，确定了结肠肿物的存在。当时她想在东莞做手术，考虑到医药费用的问题和远在他乡没人照顾，于是决定回家做手术。回家后，在家人的陪同下她来到县人民医院，做了第一次手术。由于从发现肿瘤到做手术有一段时间，第一次手术竟然从她身上切下了一个2公斤重的肿瘤。

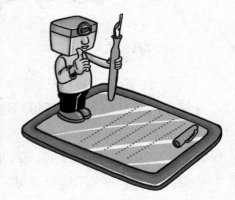

当时做完手术的她心情非常不错，以为自己从此就会好起来。然而，命运跟她开的玩笑才刚刚开始。随着病情的发展，她先后做了肠造瘘、化疗、放疗、靶向药物治疗等，病情得到控制。秉持着"带瘤生存"的理念，她重新回到了工作岗位上，并听从医生意见，定期回院复查，坚持中医药治疗。

从上面的故事里，我们得知主人公胡丹丹接受了大肠癌的综合治疗，然而是不是所有患者都要接受以上的治疗手段呢，不同的治疗方式又适合哪类患者呢？笔者接下来为大家一一阐述。

## （二）手术治疗是首选方法吗

在治疗大肠癌的各种手段中，最重要和最有效的方法依然是手术治疗，到目前为止，没有哪一种治疗方法可以完全取代它。

### 1. 结肠癌的手术方法

对于结肠癌患者，在疾病早期肿物可以予以彻底切除。病变进一步发展至中期，可以做局部切除。而对于大肠癌侵袭了肠壁全层，肿瘤细胞通常已经侵犯淋巴管和血管，只能行根治性切除即整段肠切除。

大肠癌已到晚期，肿瘤浸润超过肠壁，或出现远处脏器的转移，总体建议以内科治疗为主，若出现肠梗阻、便血等情况也可根据实际情况行姑息性手术切除。

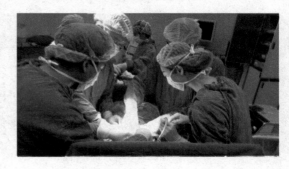

### 2．直肠癌的手术方法

直肠癌的手术方法与其他癌症有所不同，决定直肠癌采取何种治疗的最重要因素，是肿瘤与肛门的距离和术前肿瘤分期。因此，需要通过 CT、MR 或者 PET-CT 检查以明确肿瘤所在部位及周围侵犯、转移情况，从而得到肿瘤的具体分期。

对于较后期的直肠癌，目前提倡的治疗趋势是在切除手术前，先为患者进行数疗程的同步放射及化学治疗。

### 3．手术的范围

手术的目标应该是实现肿瘤的根治，并尽可能避免局部的复发。手术中需将肿瘤连同大肠的近端、远端以及足够的周围边缘完整地切除，包括周围浸润组织或脏器，也提倡一并完整无切断的外科手术模式，可大大降低局部复发的机会。一般来讲，如果肿瘤侵犯了邻近组织（如小肠、膀胱或子宫），这些组织也必须切除。如果患者的原发肿瘤巨大、固定并侵犯周围组织无法切除时，则应行旁路或结肠造口术。

## （三）直肠癌手术肛门能保住吗

需要进行大肠癌手术的患者往往最关心的是肛门是否能够保住，相信这也是人之常情，毕竟大多数人都不希望利用肚子上的孔排便。那是不是所有的大肠癌患者术后都需要做人工肛门呢？

所谓"保肛"，是指在手术过程中不切除肛门括约肌，保留肛门括约肌的功能。大多数情况下，大肠癌的患者手术后并不需要做人工肛门，但是有一部分大肠癌患者手术后需要做人工肛门，因他们的病变部位在直肠。

从解剖结构上来看，直肠是连接肛门的最后一段大肠，直肠的长度仅 12～15 厘米，与肛门非常接近，所以直肠癌对肛门的影响是显而易见的。传统的手术方式为了保证没有肿瘤细胞残留，通常会将直肠袢的大部分切除，但是传统手术技术无法达到将剩余的肠管与肛门进行吻合，所以通常情况下会为患者进行造口手术，也就是所谓的人工肛门。这种手术方式同时切除癌灶和肛门，并在患者的腹部重新造一个造口使粪便改道。这给患者带来了很多不便。

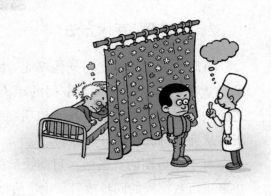

随着手术技术的进步、手术器械的不断改进，吻合器的出现给许多直肠癌患者保肛治疗带来了福音。但不是所有的患者都适合保肛治疗，一般需要通过医生的专业评估后再来决定是否能够保肛。通常情况下，只有肿瘤距肛门超过 3 厘米并且肿瘤浸润度不太深时，才能保证保肛手术的顺利实施。

直肠癌手术的首要目的是将肿瘤完整切除，减少复发，最大限度地延长患者的寿命。同时对于中晚期大肠癌的患者而言，更需要根据实际情况决定是否需要"保肛"治疗。肛门的功能再重要，和生命相比还是微不足道的。

## （四）大肠癌手术后可能有哪些并发症

### 1. 术中出血

由于肿瘤较大或粘连广泛，容易引起出血，但谨慎操作可以尽量避免。骶前出血是直肠手术的严重并发症，主要原因是分离直肠后壁时损伤骶前静脉丛。谨慎的手术操作可以在一定程度上避免术中大量出血。

### 2. 吻合口漏

吻合口漏是结直肠手术的严重并发症，左半结肠和直肠Ⅰ期手术的发生率较高。传统的手法操作吻合口漏的发生率为5%～10%。使用吻合器技术后吻合口漏的发生率有所下降，为2.5%～6.6%。

### 3. 术后感染

由于大肠内含有大量的细菌，所以大肠手术的感染率比较高，如果没有充分的术前准备，急诊手术后感染率就会更高。术前、术后应用抗生素，做好术前准备，就会大大减少术后感染发生的机会。

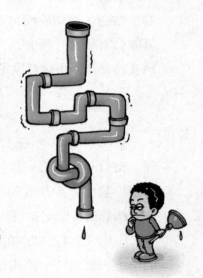

### 4. 肠梗阻

患者会出现腹痛、腹胀、呕吐而没有排便或排气等症状，此与肠粘连及吻合口狭窄有关。

### 5. 尿潴留

50%的男性患者手术后可出现永久性或暂时性排尿功能障碍。可留置导尿管，进行排尿训练，控制泌尿系感染。大多数患者可在术后4周内恢复正常。

## 6. 其他

由于部分结肠切除后影响水分吸收，而导致肠道运动功能紊乱，大便次数增多；乙状结肠切除术后常由于结肠协调性固体运送功能破坏而造成便秘，需经过 3～4 个月的功能调节才能逐渐恢复正常排便功能。

# （五）外科手术的长远影响

大肠癌手术后患者有如下身体变化。

## 1. 排便习惯改变

根据被切除的肠段的长短及位置，排便功能会受到不同程度的影响。结肠切除后，患者可能会因具有吸收营养功能的表层组织（特别是右半结肠）被切除而出现腹泻的情况。接受乙状结肠及直肠切除的患者可能会有便秘、便频或里急后重感。不过，大部分的排便功能障碍可得到妥善处理，不会严重影响患者的生活质量。

## 2. 造口

直肠癌有 20% 左右的患者需要永久结肠造口，尤其对于低位直肠癌。造口是为肠道在腹壁造一个开口，让粪便得以排出，并收集在体外的造口袋中。涉及远侧回肠的开口，称为回肠造口；涉及结肠的开口，称为结肠造口。造口可以是永久性的或临时性的。

（1）临时造口：在进行肿瘤切除手术以前，作为临时缓解大肠梗塞的措施；把粪便引流出来，以保护远端的肠道吻合口，这类造口称为辅助性造口。

（2）永久性造口：临床上约 70% 的患者发现患肠癌时已为中晚期，永久性结肠造口手术是治疗直肠癌最常见、最有效的方法。永久性造口可因切除直肠而做，亦可作为姑息性措施，用以减轻无法切除的肿瘤所引起的梗阻状况。

患者需要终身使用人工肛门，因术后较长时间内不能适应排便方式的改变，自理能力恢复较慢，容易造成患者自尊低下和社交障碍，导致生活质量下降。因此，应重视开展相关健康教育，提高患者自我护理能力，改善患者生活质量。

事实上，造口对日常生活的影响不大，只要细心、耐心地照护，保持身心愉快及定期返院复诊，造口即成为日常生活的一部分，一样可拥有健全的人生。造口不是恶魔，不必害怕，更不是耻辱，它是维持生命的最好方法。希望患者能接受和照顾好自己的造口，并能以积极乐观的心态去从事自己想做的工作，迎接充满希望的未来。

## （六）手术后的饮食和心态调整

### 1. 腹泻

腹泻是肠癌的典型症状，但有的患者切除肿瘤后仍会出现腹泻，这是怎么回事呢？手术切除肿瘤后，很可能造成肠道功能改变和肠黏膜吸收面积变小，从而导致腹泻。

治疗后的患者饮食应选择易消化、高蛋白、高糖、低脂肪和低纤维素的食品。坚持少量多餐，进食温和性食物，避免食用刺激性、过敏性、高渗性食品以及过冷、过热、产气性食物，对乳制品敏感性强的患者应禁用乳制品。

大肠癌患者的饮食要多样化，不偏食，不挑食，不要长期食用高脂肪、高蛋白的食物，多吃富含维生素的新鲜蔬菜及防癌食品，如西红柿、深绿色和十字花科蔬菜（芹菜、芫荽、甘蓝、芥菜、萝卜等）、大豆制品、柑橘类水果、麦芽及麦片、葱、蒜、姜、酸奶等。

### 2. 心态的改变

大肠癌是消化道常见的恶性肿瘤，一旦确诊后，患者在心理上会产生不同程度的压力，尤其是部分需要通过人工肛门来解决排便问题的患者，很容易情绪低落，丧失与疾病做斗争的信心，影响治疗和护理工作的进行。

我们应该区别不同情况，老年人或缺乏医学常识的人可考虑对其真实病情适度保密，以免患者过于紧张和恐惧，影响患者的康复；对消极绝望的患者给予精神安慰。在做好精神调养和生活指导等服务性工作的同时，还应该给患者讲述一些治愈病例的治疗过程和疗养方法，使患者树立信心，在精神上得到鼓励，在治疗上看到希望。

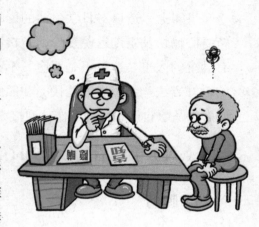

对需要做永久性人工肛门的患者，需在手术前委婉地告知手术的影响，讲解其必要性，使患者有心理准备。患者术后一周内，尤其是发生粪便外溢的现象时，常会产生一种生不如死的痛苦感，所以这一时期应尽量减少亲戚朋友的探视，避免刺激患者。

## （七）造口患者在生活中需要注意哪些方面

造口患者在生活中需要注意以下几方面。

### 1. 保护好造口周围的皮肤

造口开放后初期粪便稀，次数多，对皮肤有刺激，须以温水洗净，用氧化锌软膏保护造口周围皮肤，以免其出现糜烂。以后粪便逐渐变稠，只用温开水洗后擦干即可。

### 2. 保持大便性状正常

对造口患者来说，固体状软便最容易护理，应忌食刺激性食物，注意饮食卫生，以免发生腹泻；便秘的患者应多进食水果和蔬菜，保持大便通畅，但不宜进食纤维过多的食物（如芹菜、青菜），因其可堵塞造口。

### 3. 避免造口狭窄

排便有规律后，可于每天便后用棉垫将造瘘口盖好，用绷带捆定，出院后每1～2周扩张一次，持续2～3个月，以避免造口出现狭窄，应观察是否出现腹痛、腹胀、恶心、呕吐，停止排气、排便等症状。

### 4. 正确选择造口袋

目前所采用的造口袋可分1件式和2件式。1件式造口袋背面有胶质贴面，直接贴在皮肤上，优点是用法简单，缺点是容易刺激皮肤，可使用造口护理胶片保护皮肤。2件式造口袋是在护养胶片上配有凸面胶环，与便袋上凹面小胶环吻合，不漏气、漏液，容易更换。

## （八）布莱克的"肛袋"困扰

出生于英国沃里克郡的布莱克本来是个健美运动员，但他的职业生涯却在2003年夏然而止。"当时我正在准备参加一项健美比赛，那段时间我的排便一直有血，我以为是压力导致我的痔疮发作，一直没去看医生，但有一天我突然腹痛不止，痛如刀绞。医院的检查结果是溃疡性结肠炎引起的肠梗阻。"布莱克回忆说："医生当时就建议我做手术，但我拒绝了，因为健美运动员的腹部，怎么能出现刀疤呢？"

接下来的几个月里，布莱克几乎接受了除了手术外各种治疗溃疡性结肠炎的方法，但效果都不佳。身体越来越虚弱，而且腹痛、便血的频率也越来越高。虽然布莱克还想继续从事健美运动，但他的训练变得毫无系统。最后连一周6天、每天两小时的训练都坚持不了，往日练就的胸肌和腹肌也渐渐消失了。病情恶化的布莱克彻底倒下了，只得接受直肠切除手术，否则性命堪忧。

手术后半年，布莱克就开始了恢复性训练，当时他的体重是73公斤。经过半年的训练后，他的体重增加到了85公斤，最重要的是胸肌回来了，腹肌也回来了。布莱克的故事立即成了当地健美圈子里的热门话题，也引来了不少媒体的关注。在接受英国版《男人健身》杂志采访时，布莱克这样说道："手术后的那段时间，我实在无法适应自己肚子上的这个孔，我甚至害羞得不想告诉家人。但后来我意识到，这已经是无法改变的事实。既然如此，我就必须勇敢地面对它。健美让我重新找回了自信，现在我可以像以往一样训练和比赛，只不过肚子上多了一个口袋。"

现在的布莱克被很多健美爱好者视为偶像，也有很多人找他当私人教练。

"我再也不会遮遮掩掩，我甚至会在公开场合和朋友聊我肚子上的这个孔，因为它是我身体的一部分。"布莱克说，"我想告诉和我有一样遭遇的人，放弃自卑，你会活得更快乐更健康。"

## （九）后起之秀——靶向药物治疗

近年来，靶向抗肿瘤治疗模式逐渐成为临床"新宠"，在提高疗效的同时，可以大幅度地降低发生副作用的风险。从严格意义上说，靶向药物并不属于细胞毒性药物，所以医学界不把它列入化疗的范围。但是靶向药物也需要在肿瘤专科医生指导下应用，很多靶向治疗药物还需要联合细胞毒性药物也就是传统的化疗才能够发挥最大的作用。

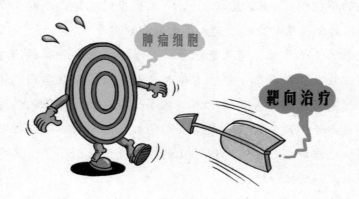

简单来讲，靶向治疗有一个靶部位，主要是针对肿瘤，肿瘤细胞就是靶向药物的靶部位。同时肿瘤细胞里会有一个靶点，靶点是肿瘤细胞繁殖的主要环节，这样药物在控制肿瘤的同时还可以减少对其他身体器

官的不良作用。换句话来说，靶向药物针对肿瘤细胞或者肿瘤所生存的环境，这都是它作用的靶部位，或者说只要是肿瘤生长所需要的路径，都有可能通过靶向治疗阻断。

到目前为止，也只有少数靶向药物对少数的肿瘤带来了比以往治疗更具有突破性的进展，但是高效的靶向药物无疑是现代和未来肿瘤治疗的趋势。

## （十）肠癌放疗期间的自我护理

直肠癌治疗过程中，放疗是其中一项重要的治疗措施，但副作用也相对较多，容易产生食欲下降、恶心、乏力、骨髓造血抑制等放疗反应。患者在饮食调配上要注意色、香、味均衡，少食多餐，进食高蛋白、高维生素、高热量的食物。如果发生腹泻，宜进食少渣低纤维的食物，避免吃易产气的食物，如糖、豆类、洋白菜、碳酸类饮料等。鼓励患者多喝水，有利于毒素的排出。

定期检查血象非常重要。如出现白细胞、血小板等数值异常，应及时给予治疗，待其升高后再行放疗。每日定时测量体温，体温超过 38 ℃，暂停放疗。

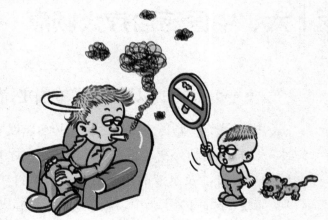

放疗过程中要注意预防皮肤反应，如选用全棉柔软内衣，避免粗糙衣物摩擦；照射野可用温水和柔软毛巾轻轻沾洗，局部皮肤禁用刺激性消毒剂；照射区禁止剃毛，以免损伤皮肤造成感染；照射野不可粘贴胶布，以免胶布所含氧化锌产生二次放射，加重皮肤损伤。盆腔野照射的患者，有时膀胱及部分尿道均包括在照射野之内，可发生放射性膀胱炎，出现尿频、尿急、排尿困难或血尿，患者应多饮水及应用抗生素。

在放疗过程中，皮肤反应好发于骶尾部照射野，充足的预防措施对防止皮肤反应相当重要。放疗期间，睡眠体位宜采取侧卧，从而减轻对骶尾部照射野皮肤的压力。皮肤反应一般分为干性和湿性两种。干性皮肤反应表现为皮肤瘙痒、色素沉着及脱皮，但无渗出物。皮肤脱屑期，切勿用手撕剥。反应部位有瘙痒时可采取轻轻拍打、按压、转移注意力等方法止痒。湿性皮肤反应表现为照射区皮肤有湿疹、水疱，严重时可造成糜烂破溃。有水疱形成时，可涂抹软膏，待渗液吸收后，再行暴露。如有渗出、糜烂、坏死溃疡形成时，需停止放疗，进行局部彻底清创。

生活中注意按时休息，戒烟、戒酒，注意保暖，预防感冒，保证休息和充足的睡眠，可以通过听音乐、下棋、看报纸等以缓解焦虑的心情，与此同时，亲人的陪伴与朋友的鼓励同样很重要。

# 六、中医药治疗大肠癌

## （一）大肠"以通为用"的中医辨治特色

中医认为，肠道为传导之官，其功能以受纳腐熟水谷，传化饮食和水液，排泄糟粕为主。肠道须保持畅通，才有利于饮食的及时下传、糟粕的按时排泄及水液的正常运行。若脾胃功能失调，肠道传导功能失司，湿热蕴毒内结于肠中，热伤肠络，毒邪成痈则易发为肠癌。

大肠为六腑之一，根据"六腑以通为用""泻而不藏"的生理特点，中医多用通腑泻浊之法治疗大肠癌。

大肠癌早期，病邪多以"湿热""瘀毒""气滞"为患，阻碍腑道的通畅，阻滞气血、水湿的运行，故治疗的关键是理气祛湿，化瘀解毒，通腑泻浊。至疾病晚期，肠道癌瘤消耗精血，遂致脾肾两虚、气血并损。此时，中医治疗尤其重视健脾补肾，益气养血。另外，在肠癌患者应用手术、放疗、化疗等治疗手段的同时，有针对性地运用中医药治疗，可改善患者症状，减轻放疗、化疗毒副反应，并有效地延缓肿瘤复发与转移。

由于肠癌患者化疗后体质往往十分虚弱，因此治疗原则是健脾和胃，通腑降气，扶正抗癌。主要应用茯苓、白术、厚朴、木香、八月札、山茱萸、丹参、猪苓、莪术、半边莲为主方随证加减。不论何种证型，均注意加用行气导滞药物，如厚朴、桔梗、木香、枳壳、砂仁等。

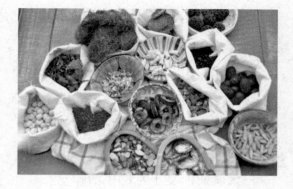

对于结肠癌患者术后因肠麻痹或肠功能紊乱造成的肠不全梗阻而引发呕吐、腹胀、腹痛、舌苔黄腻、脉沉迟等症状，我们根据结直肠癌的不同证型，采用大承气汤加减进行治疗，所谓加减是指根据患者的具体状况进行辨证论治。

## （二）中医治疗需要贯穿肿瘤治疗始终

许多肿瘤患者对肿瘤综合治疗的观点认识太晚，所以经常都会在肿瘤患者生命垂危时，家属问医生还有什么办法。医生会说，那你们去弄点中药吃吃看吧。其实这是大错特错的，中医药在肿瘤的综合治疗中，不同阶段发挥着不同的作用，概括起来讲，在手术前后应用中药，可以促进恢复；在放、化疗期间应用中药，可以减毒增效；在维持阶段应用中药，可以减少复发和转移；在晚期应用中医治疗，则可以提高生活质量，延长生存期。所以，中医治疗应该贯穿于肿瘤治疗的各个阶段，而不是在最后没办法的时候才来应用。

那么中医治疗肿瘤有什么秘诀呢？

对身患癌症的中晚期患者来说，中医治疗肿瘤是赶尽杀绝还是和平共存？根据《黄帝内经》的理论思想，中医认为肿瘤不必完全消除，完全可以带瘤生存。

　　一位 80 多岁的阿婆，罹患晚期大肠癌而不能进食。西医无法手术切除肿瘤，而且由于年纪太大，身体虚弱，也承受不了放疗和化疗，只好求助于中医。经中医治疗后，老人恢复了食欲，可以进食，可以睡觉，可以自理生活。有了营养，体力自会改善，免疫力随之增强。至今老人身上肿瘤还在，她的家人也没再要求她去检查。这是个与瘤共存的好例子。

　　很多人以为，化疗或放疗时呕吐与胃口不佳，是正常不过的事，这是不对的。一个癌症患者做了化疗，隔天回来呕吐，不能吃饭，但若经过中医的辅助治疗，虽然化疗的隔天还是会感到辛苦，但第三天就能恢复正常的生活作息。这有利于治病，是良性的循环。而且化疗产生副作用的时间大大缩短，无形中增强了免疫系统功能，能协助患者尽快恢复健康。这就是中医药的价值。

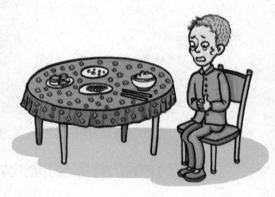

　　中医学防治疾病的基本原则是"扶正祛邪"。所谓"正"即是指人体的"真气"或"正气"，相当于西医学中所指的机体免疫力。所谓"邪"是泛指一切致病因子的总称，相当于西医学中所称的病源、病因及环境因素，简称"邪气"。中医治疗肿瘤时，强调整体观念，既重视"祛邪"即祛除致病因子及影响因素，更重视"扶正"，就是要扶植和增强机体的免疫力或抵抗力；要求祛邪而不伤正，扶正而不留邪。这些观点与西医治疗肿瘤时所强调必须维护和增强机体免疫力的要求相一致。事实证明，中医药在肿瘤治疗上确有独到之处，且中西医结合治疗肿瘤，也已成为临床常用的具有中国特色的治疗模式。

## （三）中西结合"步步精心"

### 1. 中医加手术等于放心

很多肿瘤不易早期诊断，常常就诊时，患者的身体代谢处于营养不良、贫血、低蛋白状态，直接影响了患者对手术的耐受力和术后恢复，对于这些患者的术前准备，我们必须予以高度重视。这时，宜采用中医辨证论治的理论，即虚则补之的原则，以补法为主改善患者的身体状况，为手术做好准备。口服中药汤药，补气养血，健脾益肾，提高食欲，改善患者一般状况。

腹、盆腔手术后最易发生肠粘连、肠梗阻，出现腹痛、腹胀、呕吐等不适，严重影响患者的生活质量，有的患者必须做二次梗阻解除术。经过多年门诊观察，笔者发现口服中药以理气通腑、祛瘀解毒、清热祛湿为主法可以明显缓解症状，防止手术后的并发症出现，还可以提高机体免疫力，促进身体尽快恢复。

在手术前后的不同阶段，中药的侧重点不同，但扶正祛邪、攻补兼施为基本治疗的原则。

### 2. 中药加化疗等于安心

化疗是肿瘤治疗三大手段之一，化疗前的中药调理可以尽快恢复患者的体力，使化疗得以按时顺利进行。化疗中的中药调理，可以明显地减轻患者的毒副作用，使患者自身反应降到最低限度，使治疗顺利完成。

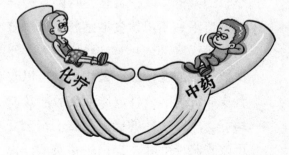

化疗药物的毒副作用之大是大家都知道的，有消化道反应、骨髓抑制、肝肾功能损害、神经末梢损害、脱发、心脏毒性等，很多做

过化疗的患者都有一种生不如死的感觉，如果患者在化疗开始时，辅以中药的调理，可明显减轻毒副作用。化疗结束后才来门诊口服中药的患者，医生能明显感受到他们经历的化疗副作用更严重。有些患者因为骨髓被抑制，化疗时间延长，影响了化疗的疗效。

在治疗中，如果应用健脾生髓中药，可以保护骨髓造血功能，使白细胞、血小板、血红蛋白升高，使化疗顺利进行。随着化疗周期的增加，肝损伤的可能性加大，此时若用保肝降酶中药治疗，往往能看到很明显的综合疗效。

### 3. 中药加放疗等于舒心

放射治疗是目前临床治疗肿瘤常用的方法之一，恶性肿瘤引起的贫血和恶病质，常降低放疗的敏感性，影响放疗的效果，所以在放疗的同时配合口服中药，不仅能够减轻放疗的毒副作用，还可以改善患者的体质，提高机体的免疫力。

由于肿瘤自身的消耗及放射对周围正常组织细胞的损伤，大多数患者在放疗期间及治疗结束几个星期后都会出现乏力、疲倦、食欲减退、厌油腻等全身反应，还可能出现局部反应，如脱发、放射性膀胱炎、放射性肺炎、放射性肠炎、骨髓抑制等。如果放疗中能够口服清热解毒、益气养阴的中药，可以抑制白细胞及血小板的降低；改善食管吞咽困难和疼痛、口干、不思饮食的症状；缓解咳嗽气短、胸部灼热等症状；改善大便次数、腹痛及便血。外用药物可以改善皮肤红斑、干性皮肤表皮脱屑及溃疡等。中医中药的优点是使用安全，可改善临床症状，提高生存质量，提高疗效和保护免疫力。

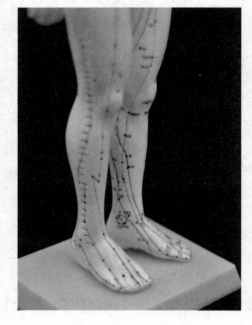

除应用中药为肿瘤患者保驾护航外，还可选取足三里、内关、中脘、血海、三阴交等穴位，采用针刺、艾灸等方法，改善骨髓造血功能和减轻消化道反应；还可用耳穴压豆法调节胃肠道功能和睡眠。中药外治法可采用中药药浴泡洗手、足，以减轻化疗造成的周围神经损伤，减轻其麻木症状。

## （四）手脚麻木的中药治疗

癌症患者化疗后出现手足麻木的现象，化疗药物引起周边神经的伤害，出现手或脚的刺痛感、灼热感、无力感或麻木。有些化疗药物还会造成其他神经系统的病变，引起平衡失调、感觉迟钝、行动迟缓、听力丧失，或者肠蠕动变慢导致便秘等症状。一般指（趾）端麻木可以不停药，如果出现末梢感觉消失则为停药指征，以避免发生运动性神经病。停药后感觉异常多可自行恢复，但一般需要 1～2 月或更长时间。

### 1. 手足护理注意事项

（1）出现感觉迟钝时，注意不要拿尖锐的、太烫的、太重的或是任何危险的东西，尤其抱小孩时要特别小心。

（2）当平衡感或是肌肉的力量受到影响时，在上下楼梯或走路时，最好请家人协助扶持。

（3）家里的浴室地板要铺上防滑垫，以防止滑倒。

（4）避免穿易滑的鞋子或高跟鞋。

（5）可用婴儿油按摩肢体末梢，并经常伸展末梢肢体。

### 2. 中药外洗

使用化疗药物出现神经毒性，属于中医"药毒"范畴，中医常用辨证中药外洗来治疗这些副作用，而不削弱分子靶向药物和化疗药物控制肿瘤的作用。

中医认为神经毒性主要是气虚、寒凝、血瘀致脉络不通所导致的。

由于神经毒性主要表现为手足麻木，病在手足皮肤表面，中药外洗治疗是最直接不过的办法。

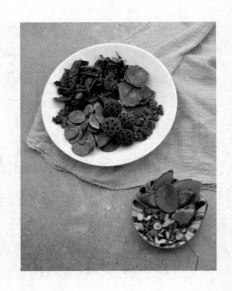

常用外洗方推荐：

（1）足麻木者：海风藤 15 克，桂枝 20 克，丹参 30 克，威灵仙 30 克，赤芍 60 克，路路通 30 克，冰片 10 克，细辛 10 克。

（2）四末不温者：桂枝 10 克，熟附子 15 克，路路通 15 克，川芎 10 克，元胡 10 克，红花 10 克。

## （五）化疗后皮肤反应及静脉炎应对

退休教师倪老师患大肠癌，手术切除很成功，现正在进行化疗，但是第一次化疗后，手臂上沿静脉走向出现多条索状红线，局部皮肤组织发红、肿胀、灼热、疼痛，痛苦不堪。原来是化疗导致了静脉炎。

化疗在肿瘤治疗中占有十分重要的地位，但是各类抗肿瘤药均具有不同程度的皮肤损害，特别是静脉化疗药物，应用时将药液直接注入静脉，随着血液循环到达肿瘤部位。由于药物对血管壁的刺激引起的静脉炎、局部组织破溃、坏死等较为常见，这不仅给肿瘤患者带来极大的痛苦，同时也增加了后续治疗的难度。所以，肿瘤化疗要注意保护好皮肤和静脉。因此，下面为读者提供减轻静脉炎相关症状的几种方法。

### 1. 冰敷疗法

化疗药物发生渗漏时，尽量选用冰敷或冷敷，此法适用于化疗药外漏，可使局部血管收缩，控制水肿或药物扩散，从而减轻局部组织的炎性反应；或者局部用 75% 乙醇溶液湿敷，外涂氢化可的松软膏，用冰块间接冷敷 12～24 小时，同时嘱患者及家属要预防局部冻伤。渗漏经处理并冰敷 24 小时后可作一般热敷。

### 2. 中药湿敷

将清热解毒、活血化瘀、消炎止痛的中药制成膏剂涂抹，对各种药物渗漏引起的水肿、瘀血、疼痛疗效确切。用乳香、没药、冰片制成伤湿祛痛膏对轻度静脉炎、轻度水肿效果较好；用黄连、黄柏煎水外敷治静脉炎效果优于硫酸镁；用地榆、大黄、穿山甲、冰片等组成的京万红软膏对穿刺点在关节处或关节以上的静脉炎贴敷效果较好；用丹参、当归、紫花地丁等组成的活络止痛膏及用红花、甘草研粉制成的通络止痛膏，用大黄、黄柏、天花粉组成的水调散、四黄散、双柏散等均对静脉炎有较好效果；用红花、桃仁、乳香、没药等湿敷对长期静脉输液引起的静脉炎及臀部注射后的硬结疗效好；此外，六神丸研磨加适量蜂蜜调成糊状，外敷治疗化疗性静脉炎疗效较好。

### 3. 紫金锭加白醋湿敷

紫金锭加白醋湿敷对静脉炎疗效较好。紫金锭由山慈菇、朱砂、红大戟、千金子、五倍子、冰片等组成，各成分的药理研究经初步证实均具有抗菌消炎、镇痛消肿、收敛止血等功效。外加白醋调制，可达清热解毒、消肿散结、通脉的功效。

### 4. 马铃薯外敷

将新鲜马铃薯洗净后再用冷开水冲洗，切成厚度为 0.2～0.3 厘米的片状，贴于穿刺静脉上方，并用纱布包裹后胶布固定，每隔 2 小时换一次。马铃薯含胆碱烷衍生物，可促进血液循环，起到较强的消肿止痛作用，并且含有大量淀粉，具有高渗作用，能缓解局部肿胀，还含有丰富的 B 族维生素，具有维持神经系统的功能及抗神经炎的作用。

### 5. 硫酸镁外敷

硫酸镁湿敷直接经皮肤吸收至皮下，使血管平滑肌松弛，解除血管痉挛，扩张毛细血管，改善微循环，解除局部炎症。高渗糖联合硫酸镁、维生素 $B_{12}$ 治疗化疗性静脉炎效果明显。硫代硫酸钠具有碱化作用，维生素 C 具有氧化作用，氢化可的松有抗炎作用，溃疡贴有保湿生肌等作用，外敷均可治疗化疗性静脉炎。开始输注化疗药时，使用 33% 的硫酸镁纱条沿静脉走向湿敷于注射静脉上至化疗液体滴完，拔针后 1～2 小时停止湿敷，直至疗程结束，能大幅度地降低静脉炎的发病率。

### 6. 局部封闭

化疗药外渗引起静脉炎采用封闭注射可阻止药物与组织细胞相结合，阻断局部恶性传导。常用盐酸利多卡因加地塞米松磷酸钠作局部环状封闭，以减轻或阻止液体和药物的外渗以及疼痛等不良反应。

## （六）最常见化疗副作用——骨髓抑制

刘大爷半个月前因胸部不适，咳嗽咳痰来医院检查，最后确诊为肠癌，且肿瘤分期较晚，已不能手术治疗。刘大爷在住院化疗期间，一切顺利，按照治疗原则予以出院。出院时，医生交代刘大爷每隔三天要定期去当地医院进行一次血常规监测，刘大爷很是疑惑，为什么出院了还要经常抽血进行血常规监测呢？

化疗是目前治疗肿瘤的一种重要手段，尤其对于中晚期肿瘤患者，但目前市场上常用的化疗药物几乎均为细胞毒性药物，这类药物在杀伤肿瘤细胞的同时，也会损伤正常细胞。骨髓抑制是多数化疗药物常见的毒性反应，大多数化疗药物均可引起不同程度的骨髓抑制，从而导致周围血细胞数量减少。血细胞由多种成分组成，每一种成分都对人体起着不可缺少的作用，任何一种成分的减少都会使机体产生相应的副反应。骨髓抑制主要体现在各类血细胞的降低，最明显的是白

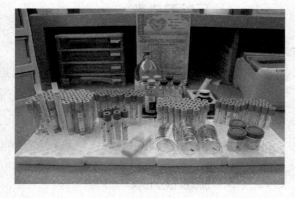

细胞、中性粒细胞及血小板等的减少。因此，化疗后医生都会要求患者定期进行血常规的监测，以便知道该患者是否有骨髓抑制反应，从而有效地预防和避免骨髓抑制所引起的不良反应。那么，我们该如何防治化疗药物所引起的骨髓抑制呢？

### 1. 化疗引起的白细胞降低

血液中的白细胞是人体防御细菌入侵的巡逻兵，当细菌等异物入侵时，白细胞便进入被入侵部位，将细菌包围、吞噬、消灭，故白细胞有人体"白色卫士"之称。肿瘤患者在化疗过程中及化疗后均会出现不同程度的白细胞下降，而白细胞数量减少，就会削弱人体抵御细菌侵袭的能力，进而容易受感染。

因此，我们应当密切关注肿瘤患者的白细胞水平。患者可以通过饮食调节来避免白细胞降低的风险：①高蛋白饮食，主要是提高机体抵抗力，能为白细胞恢复至正常提供物质基础。②高维生素饮食，因维生素可以促进细胞的生长发育，有助于白细胞的分化和增殖，促使其恢复正常。③提高硒的补充，硒是人体不可缺少的微量元素，具有极强的抗氧化能力，它可以增强机体的抗氧化，防止白细胞被误杀，含硒较多的食物包括蛋类、芝麻、麦芽及中药黄芪。

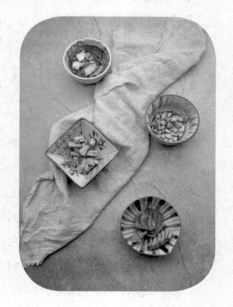

中医药在预防化疗引起的骨髓抑制方面有独到的疗效，其主要的发病病机在于"脾肾亏虚""气血不足"，中药汤剂以健脾补肾、补气养血为主法进行辨证施治，常用方剂包括归脾汤、八珍汤、当归补血汤、十全大补汤等，中药多用熟地黄、当归、枸杞子、鸡血藤、丹参、白芍、山茱萸、黄芪、人参、白术、山药等，收效甚佳。

### 2. 化疗引起的血小板降低

肿瘤患者化疗过程中或化疗后，应采取一定的措施尽可能地防止血小板降低。患者可通过营养与饮食疗法来防止血小板降低，如吃一些花生米炖红枣、人参莲子粥等。

### 3. 化疗引起的血红蛋白降低

化疗药物对骨髓抑制的一个重要指标就是血红蛋白降低，由于化疗药物损伤造血干细胞，因此常常引起血红蛋白水平的降低，从而导致患者出现贫血等症状，如脸色及口唇苍白、眼睑发白、头晕、乏力、精神差等。血红蛋白的降低将会影响肿瘤患者化疗的节奏，甚至中断化疗进程。患者在日常生活中，要不偏食、挑食，经常进食含铁及叶酸丰富的食物，如绿色蔬菜、蛋、肉、鱼、水果等，适当地摄入动物的肝脏、猪血、牛奶、鱼虾、贝类等食物，此外，还

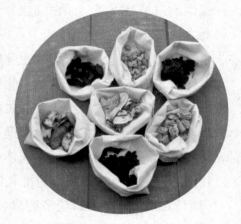

应同时服用维生素 C，以促进铁的吸收。中药药膳方面可服用当归、红枣、枸杞子等补养气血。

李某，女，65 岁，2004 年无明显诱因出现黑便，并可见暗红色血混杂在粪便中，次数不规则，时时欲便，便出稍缓解。直肠指检：距肛门 4 厘米处可扪及结节状肿物，多发，指套可见血污。肠镜见距肛门 4 厘米处肿物腔生长，病理检查提示为高分化腺癌。于 2004 年 6 月份在广州中医药大学第一附属医院二外科行"直肠癌根治术"，术后做 6 个疗程的化疗，后求治于该院肿瘤门诊，当时症见：精神稍疲倦，腰部酸软，双下肢行走稍乏力，口干，时有耳鸣，偶有腹部隐痛，无发热、恶心、呕吐、头痛，食欲稍差，睡眠好，大便一日两解，质不成形，夜尿 4～5 次，小便清长，舌质淡暗，苔薄白，脉象沉，尺脉弱，患者反复出现白

细胞下降，并易发感染。使用升白药物治疗效果并不明显。遂予患者盐牛膝 15 克、肉苁蓉 15 克、制何首乌 20 克、熟地黄 15 克、党参 15 克、山茱萸 15 克、芡实 15 克、茯苓 25 克、土鳖虫 6 克、桃仁 10 克、山楂 15 克、甘草 6 克，7 剂，每天一剂，水煎服。

后患者复诊，诉大便较前成形，夜尿次数减少，腰部酸软无力得到改善，双下肢久行后乏力，食欲和睡眠质量尚可，舌淡苔薄白，脉象有力。继予上方加减服用 1 月后，此后未再出现白细胞下降等骨髓抑制情况。

中医对肿瘤患者的治疗，从整体观念和辨证论治出发，以健脾补肾、补气养血为主法进行辨证施治，对改善肿瘤治疗带来的骨髓抑制情况有良好的疗效。

## （七）化疗呕吐怎么"破"

刘女士，44 岁，于 2011 年初被查出患有早期肠癌。在进行手术治疗后，医生建议她做 5 个疗程的化疗，以预防癌细胞的转移。可刘女士在做完第一个疗程的化疗后，就出现了严重的恶心、呕吐等不良反应。在坚持进行 3 个疗程的化疗后，刘女士的体重减少了 20 多公斤。在找到笔者时，刘女士已经决定放弃后两个疗程的化疗了。她对笔者说："这两个月以来，我吃什么吐什么，连喝水都吐，只能靠输液来维持生命。照这样下去，我恐怕等不到癌症转移，就已经被化疗折磨死了。"事实上，大多数化疗药物

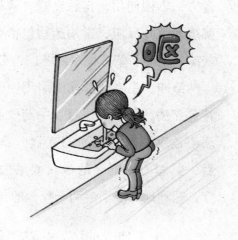

均可引起胃肠道反应，表现为口干、食欲不振、恶心、呕吐，有时可出现口腔黏膜炎或溃疡。便秘、麻痹性肠梗阻、腹泻、胃肠出血及腹痛也可见到。

　　恶心和呕吐是化疗副作用中最常见和最可怕的两种。发生频率和严重性因不同的药物和不同的人而有所不同。恶心和呕吐通常发生在化疗后几小时，持续时间不长。持续几天的严重恶心和呕吐并不常见。患者异常恶心、呕吐超过一天，或者恶心到连流质也无法下咽时，一定要告知医生或护士。

　　出现恶心和呕吐的应对方法：

　　第一，食清淡可口、富含营养及维生素的食物，一般流食为主。宜服用一些清淡益胃之品，包括各种营养粥，如米粥内加入菜糜、肉糜、红枣、莲子、桂圆、白木耳、山药、白术等。以各种汤类开胃（酌情加少许砂仁、麦冬、茯苓等），促进胃酸分泌，改善食欲，补充津液的损失。

　　第二，避免不良的环境因素，如油烟、呕吐物、排泄物，创造安静、整洁、舒适的治疗环境。当患者恶心、呕吐时不要让其进食，给患者漱口，保持口腔清洁，及时更换清理衣裤，整理床单。

　　第三，使用中医膏方。中药可根据患者体质进行辨证论治，尤其是膏方，方便使用，口感良好，从和胃止呕、调和肝脾入手，可有效地缓解患者呕吐反应，常用药物包括鸡内金、山楂、陈皮、法半夏、党参、茯苓、生姜、紫苏梗、麦冬、竹茹、石斛、麦芽、木香等。

　　第四，患者化疗期间服用中药可行性不大，因此可以求助于中医药特色疗法，如耳穴压豆、中药敷脐法、艾灸穴位法及穴位注射法以改善恶心欲呕、反酸呃逆的症状，病案中的刘女士使用中药敷脐治疗一周后，其恶心、呕吐的症状就消失了。后来，她坚持使用此方法进行治疗，顺利地完成了后两个疗程的化疗。

## （八）别为脱发苦苦"纠结"

　　脱发是使用多种化疗药物后的常见副作用，但不是所有的化疗药物都会导致脱发，一些人的头发也只是变得稀疏一点。化疗引起的脱发，在化疗结束后大多数患者会重新长出来。然而，头发的颜色或发质可能会有所不同。一般情况下，脱发常在用药后 1～2 周发生，在 2 个月内达到最显著，化疗后脱发为可逆性，通常在停止化疗后 1～3 个月毛发开始再生。有时重新长出的头发会比原有头发更黑或发生卷曲等变化。

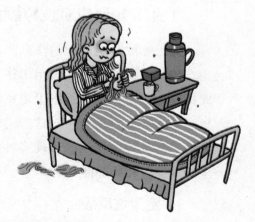

应对方法：因为脱发引致个人形象的改变极易导致患者产生心理障碍。因此，化疗前告知患者可能会出现脱发，这是一种暂时的现象，化疗停止后头发会自行长出，使患者有思想准备，消除顾虑。如有脱发现象，我们建议患者剪短头发，注意头部防晒，避免用刺激性洗发水。同时建议女患者戴假发或帽子、头巾遮盖，改善自我形象。

**防治脱发食疗方推荐：**

## 首乌鸡蛋汤

**材料**　首乌 120 克，鸡蛋 2 个。

**做法**　将首乌煎取浓汤，煮鸡蛋 2 个。每次吃 1 个鸡蛋，饮汤，每天两次。

## 枸杞芝麻粥

**材料**　黑芝麻 30 克，枸杞子 10 克，粳米 100 克。

**做法**　以上三味共煮粥，每天服 1 次。

## 核桃芝麻粥

**材料**　核桃仁 20 克，黑芝麻 30 克，粳米 100 克。

**做法**　将核桃仁和黑芝麻研末，与粳米同煮成粥，每天 1 次。

上述食疗方适用于化疗期间出现脱发同时有大便燥结、腰膝酸痛、四肢乏力、头晕耳鸣症状的患者服用。

## （九）如何应对放疗副作用

直肠癌放疗是常规治疗方法之一，其对癌细胞有较为直接的杀灭作用。放疗在射线穿透人体组织达到肿瘤前后，不可避免会对正常组织造成损伤，而身体正常组织里增殖较快的细胞如造血细胞对射线敏感度又较高，从而放疗易产生对这些组织的副作用。根据放疗部位的不同及时间长短，放疗副作用的表现多种多样。大致来说，放疗的副作用可分为全身性反应和局部性反应。

### 1. 全身性反应

全身性反应通常是指患者在放疗期间及放疗结束后出现食欲不振、疲乏无力、头晕头痛、失眠及免疫功能低下等情况，另外有部分患者会有恶心、呕吐、胃胀不适等消化道反应。一般情况下，全身性反应不会很严重，不需要停止放疗，患者可以尽量通过保证充足睡眠，适当做些轻微运动，注意饮食营养，少食多餐，吃容易消化的食物，多进食蔬菜、水果，也可服用维生素 $B_6$ 及助消化药和开胃药以减轻症状，帮助完成放疗。

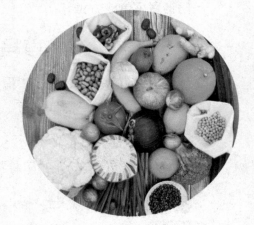

而全身性反应中造血功能被抑制这一副作用，会使血液内的白细胞、血小板甚至红细胞数量下降，继而可能会伴发感染、出血等风险。通常单纯放疗引起造血功能明显受损并不多见，但如果之前已行化疗，或同时进行放、化疗，或者放疗区包括骨盆等造血功能旺盛的区域面积较大时，则更容易出现造血功能被抑制的副作用。因此，放疗前必须进行血常规检查，了解造血功能，同时，放疗过程中，每周须检验血常规。如果出现相应的血细胞下降，可使用相应刺激造血功能的药物，必要时由医生根据情况决定是否需停止放疗或者保护性隔离。

## 2. 局部性反应

因为放疗是局部治疗，所以放疗的副作用更主要地表现为局部的反应，这些大部分是可以恢复的。

（1）皮肤反应。放疗开始后 2～3 周，患者放疗区皮肤会出现干燥、发红、烧灼感、脱毛、脱屑、发痒，严重的甚至出现水泡以致破溃。这就要求患者从放疗开始时就要非常小心地保护放疗区的皮肤，要穿纯棉宽松的衣服，保持放疗区皮肤的清洁干燥，避免在放疗区皮肤使用肥皂、沐浴露等，不能随意摩擦或者抓挠敏感部位，不要使用过烫的水。未经过医生同意，不要在放疗区皮肤自行涂抹各种药粉、药膏及护肤霜，更不要让放疗区的皮肤在阳光下暴晒。如果出现皮肤破溃，也无须过分紧张，医生会针对局部情况采取相应措施避免其感染及促进其愈合。通常注意以上几点，严重的皮肤反应会大大减少，放疗结束几周后多数皮肤反应会消除。

（2）口腔黏膜反应。口腔及咽部的黏膜如果位于放疗区内，多数会出现口腔及咽喉黏膜反应，通常表现为口腔黏膜的红肿、溃疡、味觉改变、疼痛、吞咽困难等；唾液腺受放射线照射后，会出现口干、口腔净化功能下降、口有异味等。这些口腔黏膜症状在头颈部放疗患者中比较常见。因此，

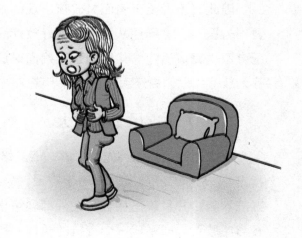

建议患者在放疗前进行口腔检查，清洁牙齿，处理龋齿及松动的牙齿，在放疗过程中及放疗后多用淡盐水漱口，早晚用软毛牙刷刷牙，避免进

食辛辣、过硬及过烫食物。如果出现进食疼痛，可进食半流质及流质食物，尽量保证适当热量、蛋白质及维生素的摄入。如果出现严重的反应，医生会应用抗生素及糖皮质激素等药物处理。以上措施通常可以减轻放疗后的口腔黏膜反应。

（3）放射性肠炎。放射性肠炎是腹腔、腹膜后间隙、盆腔等部位的肿瘤放射治疗后常见的并发症。肠黏膜对射线很敏感，因此放疗早期即可出现急性期症状，如果症状严重且日久不愈，还会发生后期的并发症。急性期症状一般表现为恶心、呕吐、腹痛、腹泻、里急后重、黏液样便甚至血样便；后期可出现肠梗阻、窦道引发的急腹症等。在放疗前，服用健脾益气类的中药，能明显降低放射性肠炎的发生。常用药物如黄芪、白术、防风、茯苓等。对于出现急性期症状的患者，宜辨证施治。表现为恶心、呕吐等上消化道症状者，常用中药有半夏、生姜、旋覆花、代赭石、竹茹、枳壳、陈皮等；表现为腹痛、腹泻、里急后重者，多用白芍、白术、防风、黄芪等；便血者加用地榆、槐花、白头翁等。饮食上应以质软、营养丰富、易消化的食物为主，避免吃粗纤维及刺激性食物。

因此，患者要正确面对放疗出现的副作用，遇到出现放疗副作用时要报告医生，做到遵从医嘱，做好放疗注意事项，保持心情舒畅，积极配合医生完成治疗。相信通过正确面对放疗副作用，并且配合医生的治疗，放疗可以为更广大的癌症患者带来福音。

## （十）穴位虽小收益大

要谈起针灸我们首先要了解一下经络及经络的作用。《灵枢·海论》指出："夫十二经脉者，内属于府藏，外络于肢节。"经脉在内部各属于五脏六腑，并且表里相合，在外部联络皮、肉、筋、骨，从而使脏腑器官与四肢百骸联系成一个有机的整体，所以行气血而营阴阳，濡筋骨，利关节者也，使人体气血、阴阳保持相对的平衡及各部位的功能活动保持协调。

肿瘤患者在术后及放疗、化疗后的康复过程中，机体多处于正气虚弱元气不足的状态。具体表现包括以下几个方面：①正气虚弱。②元气虚衰。③气滞血瘀。④胃肠功能紊乱。⑤神经系统病变。⑥手术局部粘连。这时我们利用针灸所具有的固本培元、益气扶正等作用，使机体达到正气存内、邪不可干的状态。

临床上可以选择益气扶正的穴位如神阙、气海以及足三里等穴位来进行针刺及艾灸以达到目的。

放疗、化疗后的患者中有一部分舌质偏暗有瘀斑，为放、化疗后气虚血弱、气血瘀滞不通的表现。因此使用针刺及艾灸血海、三阴交以及合谷穴等来运行气血以达到活血化瘀的作用。

放疗、化疗后很多患者出现腹胀、腹痛、便秘、泄泻等胃肠功能紊乱的症状，对于腹部肿瘤我们可避开局部治疗，根据经络联络五脏六腑，宜采取四肢远端取穴治疗以达到调理胃肠功能紊乱的作用。

针灸治疗对策举例：

疼痛：癌痛是肿瘤患者最难以忍受的，除了可吃些止痛药外，还可在一些特定穴位上通过针灸来减轻疼痛。不过，不同部位的疼痛应有针对性地选择相应的穴位，比如，如果出现头痛，可以对百会穴、神庭穴等进行针灸。

呕吐：化疗过程中很多患者会出现呕吐、消化不良等不适，但治疗过程又需要通过补充营养来提高免疫力，此时不妨用针灸来调节胃肠道功能。比如，天枢穴、足三里、中脘穴、关元穴都是改善胃肠功能的穴位，可在专业医生指导下进行艾灸或请中医师给针灸。

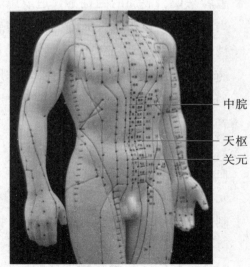

中脘

天枢

关元

失眠：肿瘤患者往往思想负担较重，对病情思虑过多，容易出现失眠、抑郁、烦躁等。此时，可针灸神门穴、神庭穴、太冲穴等。

心慌：肿瘤患者如果出现心慌、心率加快、心律不齐等症状时，可通过针灸内关穴来调整心脏功能。

## （十一）中药外治好处多

一位大肠癌患者痛苦地走进门诊，伸出"惨不忍睹"的双手，两手皮肤已经发黑、发肿，有的部位出现血泡，有的指甲已经变黑，患者已经失去了基本的生活自理能力，并且因疼痛难以入睡。经诊治认定这就是药物引起的手足综合征。对此，目前现代医学尚无有效的治疗办法，患者也曾服用过多种中西药物，均无明显疗效。后经温经通络中药外洗，采用丹参、红花、桃仁、路路通、细辛、桂枝等中药治疗两周后，病变的双手皮肤明显好转，疼痛及麻木感减轻。患者惊喜地说："中医的外治真神奇。"

### 1. 癌性疼痛

癌性疼痛是恶性肿瘤常见的临床症状之一，特别是对中、晚期肿瘤患者来说，癌痛的困扰不仅造成患者躯体上的痛苦，也使他们承受着相当大的精神负担，大大降低了肿瘤患者的生活质量。癌性疼痛的治疗已被世界卫生组织（WHO）列为癌症研究的四大重点课题之一。中医外治药物在癌性疼痛的治疗中有一定作用，它透过皮肤吸收好，见效快，无消化道不良反应，为晚期癌痛患者提供了一条新的治疗途径。

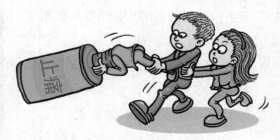

在癌痛治疗中，有同行以活血化瘀、理气散结为大法，采用元胡、川乌、自然铜等中药，研制出针对癌痛的中药膏剂，不仅可以降低阿片类药物的用量，同时也可减轻阿片类药物带来的便秘、汗出等不良反应。中医外治癌性疼痛有各种方法和剂型，有膏剂、贴剂，也有洗剂等，其药物组成和作用也有一定差异，主要原则即根据

疼痛的部位和中医辨证分型而定。其中，临床上使用的"双柏散"具有活血、祛瘀、止痛的功效，对改善患者局部疼痛具有良好的疗效。

## 2. 化疗所致周围神经毒性或手足综合征

许多化疗药物在治疗过程中会出现周围神经毒性或手足综合征的不良反应，已日益引起人们的关注，如奥沙利铂、卡倍他滨、紫杉醇均较常见。奥沙利铂是第3代铂族金属抗肿瘤药物，联合氟尿嘧啶、亚叶酸钙已成为进展期结直肠癌的一线化疗方案，周围神经毒性为其剂量限制性毒性。依临床特点可分为急性神经毒性和慢性累积性神经毒性两类，其中急性神经毒性的发生率高达85%～95%，主要表现为肢端麻木、感觉异常，严重时可影响肢体功能。根据其临床表现，辨证分析其病机为"气虚血瘀，寒凝阴络"，发挥中医"内病外治"的特色，以"活血化瘀，温经通络"为法，外用治疗化疗所导致的周围神经损伤，临床取得了较满意的疗效。同时，患者切忌用热水泡洗手足，避免剧烈摩擦，对此，建议患者穿着柔软的鞋袜或手套，也禁用冷水漱口刷牙，以免发生喉痉挛甚至窒息而引发生命危险。

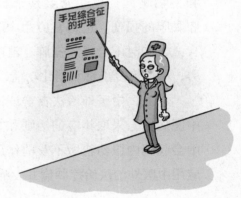

在中医学辨证论治理论的指导下，采用祛瘀通络、活血养血的治则，广州中医药大学第一附属医院研制了自拟中药洗剂，每次将手足浸泡20分钟，每日早晚各2次，7天为1疗程，可有效改善手足麻木症状。

## 3. 放射性皮肤损伤及口腔炎

放射性皮肤损伤是放疗常见的不良反应，可引起疼痛、感染，造成暂时或长期的放疗中断，而导致肿瘤控制率和治愈率降低。一般认为放射性皮肤损伤的发生是一个动态的过程。由于放射部位的不同，临床常见的有放射性口腔炎、放射性食管炎、放射性直肠炎等。放射性皮肤损伤和放射性口腔炎适宜应用中医外治的方法治疗。

中医理论认为放射线其性属热，易损伤人体，放射性皮肤损伤为热毒过盛、瘀积、邪犯腠理所致，从而产生脱屑、热痒、灼痛、溃疡等症状，上述症状类属于中医的疮疡范畴。"热邪易致疮疡"是放射性皮肤损伤的基本原因。基本中医病机为"阴虚为本，燥热为标"，正虚邪实贯穿疾病之始终。因此，中医药防治放射性皮肤损伤的证治原则已基本明确，即清热解毒、养阴益气、活血化瘀。

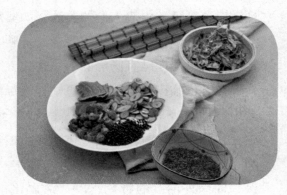

目前，一些常用的化疗药物和生物靶向药物也常会造成口腔黏膜的损伤，也适宜应用中医外治的方法治疗，可采取中药煎剂多次含漱，同时配合益气健脾、清热解毒的中药提高患者的免疫力和抗病能力，尽快恢复进食和消化功能，从而改善患者的营养状况和增强体质。

总之，中医外治法在辨证论治的基础上，观察和分析各种并发症的中医病机，采取相应的治则和方药，即可奏效。中医外治法在肿瘤临床中会起到内服药物所不及的作用，具有起效快、使用方便的特点，合理应用中医外治法治疗肿瘤并发症有时会起到良好疗效。

# 厨师篇

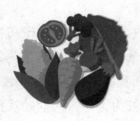

荤素搭配，饮食有味
营养均衡，合理忌口
抗癌食物，恰当选用

大肠癌的发病与饮食结构不合理有很大关系。经研究发现，肠癌患者的食谱普遍存在"三高一低"的特点。过剩的营养（特别是红肉类）难以消化，缺乏纤维素而不能刺激肠壁的自主神经以促进肠道蠕动，由此引起排便紊乱、便秘，粪便中有害物质长期堆积于肠道，会给肠道带来患癌的潜在风险。合理饮食、健康饮食是预防大肠癌的重要措施，下面我们就从"肠"计议，给大家介绍一些防治肠癌的健康食谱和中医药膳。

# 一、警惕"三高"饮食

大肠癌的发病与人们的日常饮食习惯密切相关，现在的人们往往存在着饮食结构不合理，饮食不节制或不洁净等状况，因此要进行大肠癌预防，应从饮食入手。下面我们分析一下大肠癌是如何被"吃"出来的。

大肠癌和饮食的关系较为密切，人们的饮食水平虽然提高了，但是存在着很多不合理的现象。"三高一低"的饮食结构被认为是这种现象的主要原因。"三高一低"即高脂肪、高蛋白、高能量，低纤维素。通俗地说，就是"大鱼大肉"，这些"三高"饮食，特别是含有饱和脂肪酸的饮食，食用后使肠内的胆酸、胆固醇量增加，在肠道细菌的作用下，两者的代谢产物可能为大肠癌的致病物质。食物纤维（如纤维素、果胶、半纤维、木质素等）能稀释肠内残留物，增加粪便量，使粪从肠道排空加快，从而减少有害物质与大肠黏膜接触的机会。

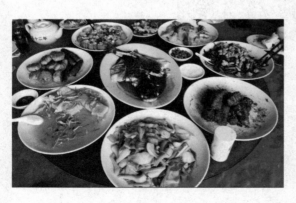

因此，大肠癌的预防要从人们的日常饮食入手，不要陷入"预防肿瘤就应该多吃多补"的误区

中，尤其是要远离"三高一低"饮食。日常饮食应以清淡为主，烹饪方式以蒸煮为宜，煎或烤方式尽量减少，不要让自己的饮食过于油腻；同时适当地补充人体必需的营养物质，保持身体健康。

# 二、"舌尖"上防大肠癌

　　大肠癌又称结直肠癌，虽然大肠癌有一定的遗传倾向，但绝大多数散发性的大肠癌与外在因素，特别是饮食因素密切相关，对饮食进行干预，可以大大降低大肠癌的发病率。

　　如今，很多人都喜欢吃麻辣烫，但要注意，不能多吃。麻辣烫如果没有烧开、烫熟，容易残留寄生虫，食用后容易引起消化道疾病。麻辣烫中的肉类和蔬菜不要放在一块，如果麻辣烫汤水温度不够，肉类就煮不熟，如果煮太久又会破坏蔬菜的营养；并且火锅汤久沸不止、久涮不换，肉类、海鲜中所含的亚酸胺多溶于汤中，会产生大量亚硝酸盐等致癌物质，一般情况下，很难感觉得到，时间一久，很可能会诱发胃肠道恶性肿瘤。

　　因此，日常饮食中我们应当以低油、低脂、高纤维为原则，煎炸油腻为禁忌；用部分粗粮代替细粮，多吃新鲜蔬菜与水果，注意摄取麦芽、鱼类及菌类中所富含的微量元素硒；合理进补。以下这些食物长期食用可能致癌。

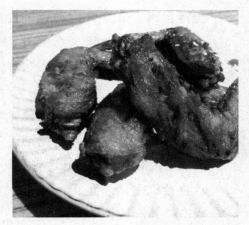

　　第一，腌制食品。盐和食物当中的蛋白质会发生化学反应，造成蛋白质的变性，产生致癌物质亚硝酸盐。

　　第二，烧烤食物。烧烤食物的过程中会产生大量的烟，这些烟里含有大量的致癌物质。

第三，熏制食物。熏制食物实际上也是用烟熏出来的，同样含有致癌物质。

第四，油炸食品。油在高温状态下可产生很多致癌物质，尤其是反复用过的油。

第五，霉变食物。如发霉的大米、花生里面就有黄曲霉毒素。

# 三、这么吃"肠"健康

大肠包括人体肠道的结肠和直肠部分，其中结肠的生理功能主要为吸收水分，直肠的生理功能主要在于协调控制大便的排出。那么如何吃得健康又营养是一个值得探讨的问题。

通过均衡、控制脂肪的摄入及增加蔬菜水果等措施，可有效地降低肠癌的发病率和死亡率。均衡饮食是预防大肠癌的有效方法。为此，中国营养学会推荐了均衡饮食指南，共8条。①食物多样，谷类为主。②多吃蔬菜，果薯相辅。③奶类豆品，常备左右。④适量常吃，鱼禽蛋肉。⑤经常运动，进食适度。⑥清淡少盐，少吃肥肉。⑦如若饮酒，应多限量。⑧饮食卫生，防病益寿。

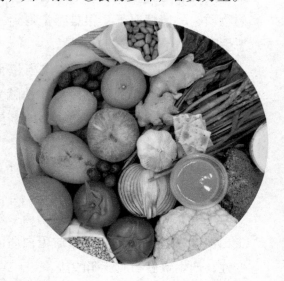

也有学者将上述8条具体化为：一杯牛奶；两匙烹调油；三两水果；四份蛋白；五百克蔬菜；六克盐；七两米饭；八杯水；九成饱；十分卫生。

牛奶含有丰富的优质蛋白质和维生素，且含钙量较高，是天然钙质的极好来源，早晚各一杯牛奶，再加上足量蔬菜等其他食物，一般都能满足体内钙的需要。特别是酸牛奶中的乳酸菌，能很好地提高人体免疫功能，经常食用能防止或抑制直肠癌的形成和发展。烹调油主要是植物油，但也不宜过多。水果一天三两，相当于 150 克。水果含有丰富的膳食纤维、矿物质、维生素，对于防治心血管疾病和某些癌症有着重要作用。四份蛋白指鱼、蛋、肉、豆类各 50 克，特别是鱼和豆类。蔬菜每天 500 克应不少于 3 种，以红、黄、深绿色蔬菜为佳。七两米饭，包括米、面、杂粮，每天主食以谷类为主，多吃粗粮和糙米。每天八杯水（2 000～2 500 毫升）。每餐九成饱，不要暴饮暴食。

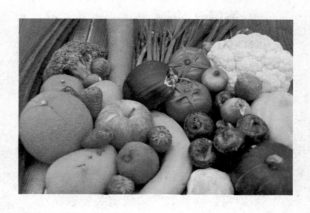

预防大肠癌就是要控制热量摄入，减少脂肪食物，多吃蔬菜水果，保证每天摄入适量维生素 A、维生素 C、维生素 E 和钙、硒等微量元素。当然，预防大肠癌除了合理饮食外，还要养成良好生活习惯，积极锻炼身体，注意少饮酒和戒烟。吸烟也会引起多种癌症，其中包括大肠癌。吸烟史越长，发生大肠癌的危险就越大，有人认为吸烟可能在癌变早期起促进作用。

# 四、误入"饮食抗癌"的歧途

长了肿瘤以后，患者往往会非常紧张，除了积极寻找治疗方法外，还极为关心该吃什么、能吃什么以及哪些食物需要特别忌口或慎食。不少患者往往会盲目跟风，听信谣言，病急乱投医，根本不知道什么才是最适合自己的抗癌饮食方案。

几乎每位患者就诊后都会提出相同的问题："医生，我饮食上有什么需要忌口的吗？""医生，我能吃食物来帮助抗癌吗？"的确，饮食疗法是肿瘤治疗中至关重要的一个环节，哪怕是一个饮食小误区，都可能前功尽弃，导致治疗效果欠佳。以下是肿瘤患者陷入饮食治疗误区的3个典型病例。

**案例一** 肠癌患者，术后放疗，出现放射性肠炎，每天大便十五六次。治疗后复诊时患者称治疗无效。追问患者饮食，发现患者每天要吃6个猕猴桃。

## 按语

李时珍《本草纲目·果部》记载，猕猴桃的气味属酸、甘、寒，无毒。唐代名医陈藏器则称："多食冷脾胃，动泄。"宋代有关猕猴桃的相关记载，认为其"有实热者宜食之。太过，则令人脏寒作泄"。由此可见，猕猴桃是性属寒凉之物，多食易引起腹泻。患者在停食猕猴桃后，腹泻症状马上有了明显好转。

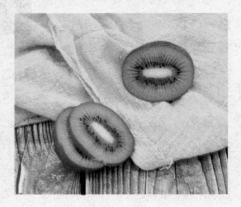

**案例二** 肿瘤手术后，家属觉得患者患肿瘤与饮食不当有密切关系，尤其认为吃肉会促进肿瘤细胞的生长，会让肿瘤细胞转移得更快。因而家属要求其以五谷杂粮、蔬菜水果为主，几乎不让患者吃肉，但是患者一到晚上就会胃痛，且疼得哇哇乱叫。

**按语**

中医认为，夜间胃痛属脾胃虚寒证的可能性较大，而患者整日以粗粮、生冷瓜果为主的饮食正是导致脾胃虚寒的重要原因所在。胃部疼痛其实是患者自身本能发出的信号，也就是身体在"告诉"患者，此时脾胃太寒了。这类情况，应以温中健脾的处方来治疗。建议肿瘤患者不要盲目追求所谓的健康饮食，还是应该按照身体的客观反应来吃东西，什么东西吃下去舒服就吃什么，这就是中医所提倡的"胃喜则安"。

**案例三** 肿瘤患者在化疗后的康复期都会咨询医生是否该吃点蛋白粉，或注射白蛋白。临床上许多癌症患者都买蛋白粉吃，蛋白粉似乎成了肿瘤科必备的营养品。

**按语**

从蛋白质指标来看，有些患者本身是正常的，这种情况下，完全没有必要注射白蛋白，因为多余的蛋白反而会增加肾脏的负担，并不利于健康。

可见，身体对食物有最直观的感受：什么食物才能真正让胃觉得舒服。胃以喜为补，饮食也一定要相信自己的本能，让身体告诉你该吃什么、不该吃什么。

# 五、"食全食美"防肿瘤

### （一）不偏食

饮食要注意味道和营养的均衡搭配。天然食物中含有许多会使人体细胞发生突变的变异原；然而，不同食物中也含有抑制变异原的物质。广泛摄食和不偏食有抵消变异原的作用。

### （二）避免饱餐

过多的摄入、饱餐可能会加重大肠负担，增加患癌风险。

### （三）避免过量饮酒

法国曾报道大量饮用白酒可引发食管癌。同时，啤酒中也检测出微量致癌物质亚硝基苯。过量饮酒可使大肠癌的发病率升高。

### （四）减少脂肪摄入

经常食用富含高脂肪的食物会增加患乳腺癌、结肠癌和前列腺癌的危险，所以应多吃鱼肉、瘦肉、去皮的家禽及低脂肪的食品。

### （五）多吃甘蓝类蔬菜

甘蓝类蔬菜如卷心菜、花椰菜等。这类蔬菜能预防肺癌和大肠癌。

### （六）多吃高纤维食物

含有高纤维素的饮食能预防结肠癌。如水果、绿叶蔬菜、糙米、全麦面包、谷类食物及其制品都含有丰富的纤维素。

### （七）多吃富含维生素 A 的食物

多吃富含维生素 A 的食物，如蛋黄、动物肝脏、牛奶、乳酪等。维生素 A 能预防食管癌、喉癌和肺癌。

### （八）多吃富含维生素 C 的食物

维生素 C 能预防食管癌和肺癌。绿叶蔬菜和水果含丰富的维生素 C，如甜椒、西红柿、绿叶蔬菜、枣类、石榴、葡萄、芒果、西瓜等。

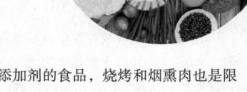

### （九）限制盐的摄入量

每天每人摄入食盐不超过 6 克。

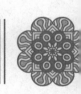

### （十）不吃精制过的食物

不吃储藏时间过长的食物或有添加剂的食品，烧烤和烟熏肉也是限于偶尔食用的食品。

# 六、大肠癌的药膳

### （一）手术后的调治

因肠癌患者肿瘤的病理类型不同，手术部位及手术方式也不同，而且患者个体体质的不同，手术后可出现不同的症状，进补时可对症调养，以促进身体的尽快康复。

## 黄芪莲杞粥

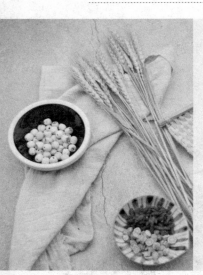

**材料**　黄芪 30 克，莲子 20 克，枸杞子 20 克，粳米 150～250 克。

**做法**　将黄芪、莲子、枸杞子加适量水，煎药汁，入粳米煮成粥食之。

**功效**　健脾补气，养血。黄芪具有补气固表，托毒排脓的功效。莲子具有补脾止泻，养心安神的功效。枸杞子具有益精明目，滋补肝肾的功效。粳米具有滋阴补肾，健脾暖肝的功效。

**适应证**　适用于术后气血虚弱、夜眠不佳、心悸多汗者。

## （二）放疗后的调治

由于肿瘤患者放疗受电离辐射的作用，患者常会出现类似热邪伤阴耗气的症状，如口干咽燥、进食乏味、舌质红绛等。在饮食进补时患者应多吃滋润清淡、生津增液的食物，以减少放疗的副反应。

## 梨汁蔗浆葡萄露

**材料**　雪梨汁 1 份，甘蔗汁 2 份，葡萄汁 1 份。

**做法**　将三者混合调匀服用。可冷服，亦可加热温服。

**功效**　滋阴清肺，增液养胃。雪梨汁具有生津润燥，清热化痰的功效。甘蔗汁具有和中润燥，清热除烦的功效。葡萄汁具有生津消食的功效。

**适应证**　适用于肠癌放疗中或放疗后出现烦躁口干、恶心纳呆、便结尿黄者。

## （三）化疗后的调治

化疗药物对肿瘤细胞具有杀伤作用之外，也会损伤到部分正常组织的细胞，出现一系列不良反应。如对胃肠黏膜细胞的影响常会引起恶心、呕吐、食欲减退等；抑制骨髓造血细胞引起白细胞、血小板的下降等。所以，在饮食进补时应多吃一些能增加食欲及消化功能的，以及促进骨髓细胞生长，提高免疫功能的食物，以减少化疗的毒副反应。

## 大枣薏米粥

材料　大枣 10 枚，薏苡仁 60 克，赤小豆 30 克，粳米 100 克。

做法　以上药物加粳米适量煮成粥，分 2 次服用。

功效　健脾益胃，补血升白。大枣具有健脾养血的功效。薏苡仁具有健脾止泻，解毒散结的功效。赤小豆具有利水消肿，解毒排脓的功效。

适应证　适用于化疗后出现白细胞下降的患者。

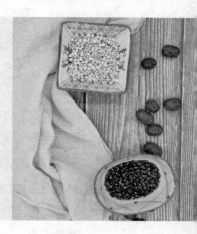

## （四）辨证施食

《金匮要略》所云："所食之味，有与病相宜，有与身为害，若得宜则益体，害则成疾。"中医认为患肠癌的病因主要为传导失司，湿热蕴毒，脾肾亏虚。中医饮食调理通常以清肠祛湿、行气化瘀、健脾益肾为原则。

## 马齿苋粥

材料　鲜马齿苋 100 克，粳米 50 克，冰糖少量。

做法　将鲜马齿苋洗净切细，粳米洗净，加入适量清水煮成粥温服，亦可加入少量冰糖调味。

功效　清热解毒，健脾涩肠。马齿苋具有清热解毒，消痈利尿的功效。粳米即大米，具有健脾益气、和胃止泻的功效。

适应证　适用于肠癌频频下痢脓血，口渴不思饮食者。

## 赤小豆鲫鱼汤

**材料** 赤小豆约90克，鲫鱼1条（300～400克），生姜15克。

**做法** 赤小豆洗净、浸泡半小时左右，鲫鱼洗净、去内脏，放置锅里加生油稍煎片刻，然后一起入瓦煲里加清水同煮。

**功效** 健脾祛湿，利水排脓。赤小豆具有消除水肿，解毒排脓，降压降脂，通肠润便的功效。鲫鱼具有健脾、补虚的功效。

**适应证** 适用于肠癌痰湿内蕴，下痢脓血，羸弱肢肿者。

## 木耳金针乌鸡饮

**材料** 干制木耳15克，金针菜30克，乌鸡1只（约500克）。

**做法** 木耳拣净，金针菜洗净，乌鸡剖净斩块，锅加入清水适量，先炖乌鸡约1小时，再放入木耳、金针菜煮至熟透，和盐调味，饮汤或佐膳。

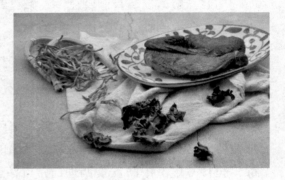

**功效** 补中益气、凉血止痢。木耳具有润燥补中，凉血止痢的功效。乌鸡即乌骨鸡，具有滋肾养阴、补中益气的功效。

**适应证** 适用于晚期肠癌下痢频数、口干不思食者。

## 槐花大枣粥

**材料** 槐花蕾20克，大枣30克，猪大肠约200克（选直肠肌肉厚者为佳）。

**做法** 槐花蕾装入纱布袋中，大枣去核，猪大肠洗净，将槐花蕾连同大枣填入猪大肠中，两头扎紧，清水适量，炖煮至熟烂，和盐调味温服。

**功效** 清肝凉血、清肠解毒。槐花具有清热、凉血、止血的功效。猪大肠具有润肠养肝的功效。大枣具有健脾养血的功效。

**适应证** 适用于直肠癌大便滞下或黏液血便者。

## 薏苡仁莲子汤

**材料** 薏苡仁 20 克，莲子肉 30 克。

**做法** 以上药材用水煎汤即成。每日 2 次，早晚服用。

**功效** 清热燥湿，泻火解毒。莲子肉具有补脾止泻，止带，益肾涩精，养心安神的功效。薏苡仁具有利水渗湿，健脾止泻，除痹，排脓，解毒散结的功效。

**适应证** 适用于肠癌大便不爽，里急后重者。

## 双参猪髓汤

**材料** 党参 30 克，海参（湿品）约 150 克，猪脊骨连髓带肉 400 克。

**做法** 党参切片用纱布袋包住，海参洗净浸泡，猪脊骨连髓带肉斩细，全部食材一起入锅加水文火煮 3 小时，和盐调味，饮汤或佐膳。

**功效** 健脾益气、滋阴补血。党参具有补中益气，健脾益肺的功效。海参具有补肾益精、养血润燥、滋阴健阳的功效。猪髓具有养血补虚的功效。

**适应证** 适用于晚期肠癌气血亏虚者，表现为神疲乏力，面色苍白，活动后气促，头晕目眩者。

## 大黄槐花茶

**材料** 生大黄 4 克，槐花 20 克，蜂蜜 15 克，绿茶 2 克。

**做法** 生大黄去杂质，洗净，晾干，切成片，放入砂锅，加入适量的水煎煮 5 分钟，去渣留汁，待用。锅中加槐花、绿茶，再加清水适量，煮沸，倒入生大黄汁煎，离火，趁温热时，调拌入蜂蜜即成。早晚各服 1 次。

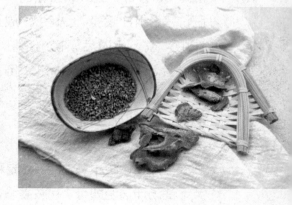

**功效**　清热凉血。大黄具有利湿退黄，泻热通便，解毒消痈的功效。槐花具有凉血止血，清肝泻火的功效。蜂蜜具有解毒，保护创面，促进细胞再生的功效。绿茶具有清热解暑，生津止渴，降火明目的功效。

**适应证**　适用于湿热蕴藉型大肠癌引起的便血，以及术后便血等。

## 猪血鲫鱼粥

**材料**　生猪血 200 克，鲫鱼 100 克，大米 100 克。白胡椒粉少许，盐适量。

**做法**　将大米淘洗干净；鲫鱼除鳞、肠杂、鳃及鱼头。将鲫鱼、大米、生猪血、盐、胡椒粉同时放入锅中，加入清水适量，充分搅拌，用大火烧沸后，改用小火炖煮至大米烂肉熟。可经常食用。

**功效**　健脾补血、清肠解毒。猪血具有解毒清肠、补血美容的功效。鲫鱼具有利水消肿，益气健脾，解毒，下乳的功效。

**适应证**　适用于大肠癌患者，症见便血或大便隐血。

## 贞杞猪肝汤

**材料**　女贞子 15 克，枸杞子 10 克，猪肝 250 克。

**做法**　女贞子、枸杞子洗净，装入纱布袋中扎紧袋口，加水煎煮 30 分钟，去纱布袋留药汁。猪肝洗净，用竹签刺上小孔，放入药汁中，煮 1 小时后，捞出猪肝，切成薄片。另取一锅，烧热，倒入植物油，油热至九成时，放葱、姜下锅煸香，再加入猪肝片，加入黄酒、酱油、糖、原汤（药汁）烧沸，用大火收汁，最后用淀粉勾芡，使汤汁透明即可。可佐餐食用。

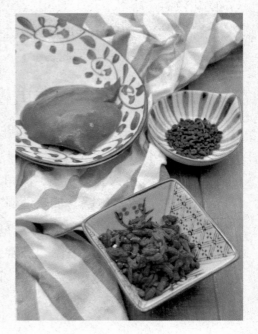

功效　养肝补肾、滋阴补虚。女贞子具有滋补肝肾的功效。枸杞子，具有延衰抗老的功效。猪肝具有补肝明目，养血的功效。

适应证　适用于肝肾不足之大肠癌患者。

## 桑葚猪肉汤

材料　桑葚 50 克，大枣 10 枚，猪瘦肉约 150 克。

做法　桑葚、大枣、猪瘦肉和盐适量一起放入锅中熬汤至熟即可，饮汤佐膳。

功效　补中益气，滋阴消胀。桑葚又名桑葚子、桑实、桑果，具有补血滋阴、生津止渴的功效。大枣具有健脾养血的功效。猪肉可提供血红素（有机铁）和促进铁吸收的半胱氨酸，能改善缺铁性贫血。

适应证　适用于肠癌贫血、疲倦乏力、头晕目眩者。

# 七、餐桌上的发物与忌口

　　关于"发物"与忌口"发物"是一种民间说法，通常是指猪头肉、狗肉、羊肉、鸭肉、鸡肉、海鲜、南瓜等可能会引起皮疹、瘙痒、发烧、腹痛吐泻甚至旧病（肿瘤）复发的一类食物。

　　统观中医文献，忌口是有一定原则的，而这个原则适用于一般疾病和癌症等。忌口的原则，就是阴阳寒热和五行的原则，具体说也就是因人因病而异的原则。这要灵活掌握、有针对性，绝不能笼统规定能吃什么，不能吃什么。如果肆意扩大"发物"的范围，过于忌口，不仅会使患者感到无所适从，而且会造成食谱太窄，影响患者对营养物质的摄取，促进恶病质的产生。因此，对癌症患者的忌口，主张食谱不宜太窄，忌口不宜太严，要看脾胃功能以及病情的寒、热、虚、实给予必要的食补和食疗，一般来说应注意以下几个方面。

## （一）注意避免肿瘤发病因素的继续作用

进食脂肪过量，因肥甘厚味而痰湿凝聚，可导致直肠癌的发展或复发。

## （二）注意因病忌口

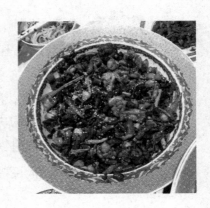

某些病需要禁忌一些食品，如疔疮忌食荤腥发物，肺病忌食辛辣，水肿患者禁食盐，黄疸患者忌食油腻，温热患者忌食一切辛辣热性食物，寒病患者忌食生冷瓜果，癌症患者也同样，应忌食肥厚荤味、油炸食物及难以消化、质地坚硬的食物。

## （三）注意食物的性味功用

甲鱼阴凉补血，适宜阴虚血热者，但性冷难以消化，对脾虚阳虚者则不适宜。又如生姜、花椒、大蒜等性属辛热，少食通阳健胃、适用于脾胃虚寒的肿瘤患者，但多食则生火动血、辛辣走窜、血热妄行，对热毒内蕴的肿瘤患者不宜使用。

## （四）注意结合食物扶正与祛邪的不同功用

如谷、肉、果、菜有扶正作用，可增强体质并提高对放疗、化疗的耐受力，保护骨髓造血机能和有助于手术后病情的恢复。与此同时，还可以注意选择具有一定抗癌祛邪作用的食物，如芹菜、马齿苋、黄花菜、生薏仁、核桃、紫菜、海藻、荸荠、菱角、慈姑、芋头等。

## （五）根据病机特点调整饮食

按照中医理论，大肠为六腑之一，司传导之职，根据"六腑以通为用""泻而不藏"的生理特点，临床多用通腑祛邪之法，平时饮食应注意清淡平和，忌过于温补。

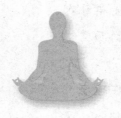

# 禅师篇

摆正心态，认识肿瘤
战略藐视，战术重视
处乱不惊，带瘤生存

# 一、癌症患者的性格特点

大部分癌症患者在临床上的共同特点是性格内向、少言寡语、郁闷不畅、不善交往、遇事自解能力差等。

桑硕（化名），女性，50岁，是一家企业的会计，平时性格就比较内向，加上工作的原因，朋友很少，也不善于与人交流。退休前几年，她的女儿考上了北京协和医学院的8年本硕博连读，本来是挺让人高兴的事，她却因爱人下岗而觉得家里经济压力一下子变大了，爱人怎么劝都没用，她每天都在琢磨、钻牛角尖。开始只是觉得郁闷，然后每夜失眠，不想吃饭，老不觉得饿，这种情况一直持续了3年左右。后来，有一天突然发现大便带血，经检查发现了直肠肿瘤。

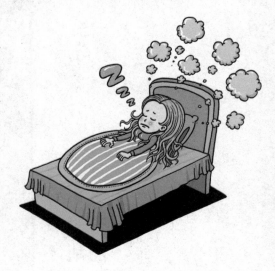

杜老是某机关办公室的一名干部，与桑硕一样，性格内向，朋友很少，遇事不愿与人交流，喜欢闭门自思，长期失眠，饮食不规律，尤其喜欢吃剩菜剩饭。开始他只是觉得胃脘痛，吃了半年的止痛药也不见效，最后检查发现是胃部溃疡并十二指肠癌变。在手术后不能调整心态，认为自己活不久了，老感觉给家里拖后腿，所以一直郁郁寡欢，没活过5个月就去世了，事实上杜老的十二指肠癌在分期上属于早期，而5年生存率达90%以上。

# 二、不良情绪容易成为癌症的导火索

　　癌症患者的发病原因与不良心理情绪有很大关系，所以医学专家们经常告诫人们防病要先治心，良好的心理状态有助于健康长寿。

## （一）不良的情绪为什么容易引起癌症

　　癌症细胞是人体正常细胞畸变所产生的，人体内每时每刻都会有畸变细胞的产生。之所以大多数人不会引起癌症，是因为人体有强大的免疫系统，能够吞噬这些癌细胞或者抑制其发展。而当人产生不良情绪时，会造成人体神经系统、内分泌系统的紊乱，会使得人体免疫器官和免疫功能失调，不能及时和正确地发现、消灭癌细胞，时间长了，癌细胞不断增殖，形成肿瘤，癌症就出现了。

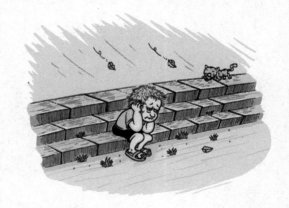

## （二）人们需要提防哪些不良情绪

　　现代医学认为，容易导致癌症的不良情绪有多种，但都表现出压抑和不能宣泄的特点。比如抑郁的心理情绪不能排解，别人的劝导又听不进去，很容易导致癌症。再比如，一些有孤独情绪的人，内心的苦闷不能找人诉说，时间长了也会致癌。另外，经常有紧张、恐惧、焦虑等情绪的人，也是容易引起癌症的人。中医认为，人们的心理保持平和是最重要的，无论什么情绪，都会对身体产生损害。在中医理论中，大喜伤心、大悲伤肺、大怒伤肝、大恐伤肾，医学临床也证明，肺癌患者通常是有悲伤过度的情绪，而肝癌患者也多见于平时易怒、烦躁不安的人群。所以认识到心理养生的重要性，我们就要在日常生活中注意保养自己的精神和保持好心情，避免不良情绪损害健康。

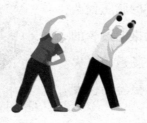

# 行者篇

按时作息，精神饱满
适当文娱，愉悦身心
合理锻炼，逐步康复

# 一、拒绝肥胖，适宜运动

近几年，肠癌发病的一个明显趋势是运动少、生活条件好、经常坐着不动的人群成为高危群体，其中白领占很大比例。白领人群的饮食偏精细，食用的高脂肪、高蛋白物质较多，加上运动量不足，以致肥胖的人逐渐增多。脂肪的分解产物本身就是一种致癌物质，肥胖人群的脂肪代谢较差，不爱运动、纤维素摄取过少的特点又使得肠蠕动减缓，肠道菌群失调，引起肠道功能异常，更容易引发肠癌。

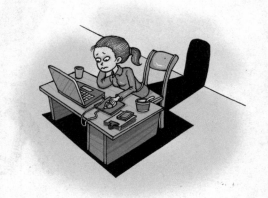

事实上，测量肥胖的指数有很多，比如身体质量指数 BMI，就可以用来衡量有否超重或肥胖。不过，卫生部公布的腰臀比例数据，却提醒人们注意检查自己的肥胖类型。"游泳圈"比全身肥胖更危险：男性腰臀比如果大于 0.9，数字越高，患病危险越大。不少男性白领因为工作原因都挺着个啤酒肚，加强运动量是抵抗肥胖的好方法，锻炼项目可以选择中等强度的跑步、游泳、骑自行车、网球等。如果没有时间运动，那么平时尽量减少开车，多走路，爬楼梯。体力活动可以促进结肠蠕动，有利于粪便排出，从而达到预防大肠癌的作用。

# 二、宅男宅女有风险

现如今结肠癌已经不是中老年人群的疾病，青年人也在此列，这种疾病正在侵蚀着年轻人。

这是因为人长期缺少运动，肠道蠕动减弱减慢，粪便中的有害成分，包括致癌物，在结肠内滞留并刺激肠黏膜；再加上久坐者腹腔、盆腔、腰部血液循环不畅，可导致肠道免疫屏障功能下降，这些都增加了结肠癌的发病危险。现代化的生活方式使不少年轻人在办公室久坐、宅家里、出门

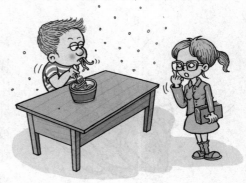

以车代步、饮食多叫外卖，使得结肠癌乘虚而入。有专家把这类在办公桌前坐出来的结直肠癌称之为"办公桌工作癌"。再者，不少白领平日摄入大量高脂肪、高蛋白食品，忽略了高纤维素食品的补充，使得粪便在肠道内停留时间延长，造成肠道对废物再次吸收，导致粪便中的致癌物长时间刺激肠壁，这些因素都导致肠癌对宅男宅女及白领们"青睐有加"。因此每周保持运动，也是有效预防结直肠癌的方法之一。

# 三、大肠癌患者应该按时作息

"你要好好休息！"医生往往会这样建议患者，那么大肠癌患者要如何注意休息？是不是什么事情都不做，睡觉就可以了？其实并非如

此。好好休息，指的是肿瘤患者应该遵守正常的作息时间，在不影响体力的状况下，参加文娱活动或者体育锻炼。

中医经典《素问·四时调神大论篇》指出，正常养生应该遵守"春三月……夜卧早起，广步于庭，被发缓形，以使志生……；夏三月……夜卧早起，无厌于日，使志勿怒……；秋三月……早卧早起，与鸡俱兴，使志安宁……；冬三月……早卧晚起，必待日光，使志若伏若匿……"。防治肿瘤，人们要尽量遵循以上的作息时间，保证8小时左右的睡眠时间，保证睡眠质量，可以增加子午觉，更可以保持精神饱满。

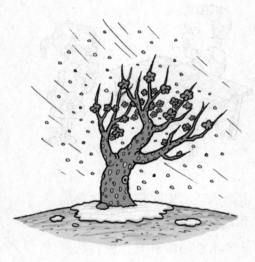

大肠癌患者在手术、放疗、化疗等治疗期间，也要按照规律正常作息，这样有利于增强免疫力。如在冬季，冬日阳虚阴盛，室内外温差比较大，晚上寒邪重，最好早睡、晚起，睡觉的时候，被子要盖住双肩与双足；一定要严格遵守作息时间，等太阳升起、阳气上升时再出门，出门时也要注意保暖；中午可以小睡一会，但时间不宜过长，以免影响夜晚的正常睡眠，导致失眠；同时还需要进行康复锻炼，一定要根据自己的病情和身体状况进行相应的锻炼。

《黄帝内经》指出："百病皆生于气。"气为血之帅，血为气之母，锻炼身体，能使气血调和，阴阳平衡，促进新陈代谢，心境随之轻松愉快，有利于养生和抗癌。

# 四、百练走为先

在肿瘤患者的康复运动中，首先值得推荐的就是散步。散步运动量不大且简便易行，不受时间、空间等条件的限制，除卧床不起的患者外，所有的肿瘤患者都可以选择这种运动方式。且莫小觑散步的康复作用，中医认为其可以"畅其积郁、舒其筋骨、和其癌肿的症状血脉、化其乖暴、缓其急躁"。它既是一种运动，也是一种憩息；既舒畅气血，又调节精神；既散步又散心，功莫大焉。那轻松而有节奏的步伐，深沉而调和的呼吸，可使人心情恬静、怡然自得、精神愉快、情绪饱满、忘掉疾病的痛苦和烦恼，使气血充和，正气旺盛，驱除癌魔。

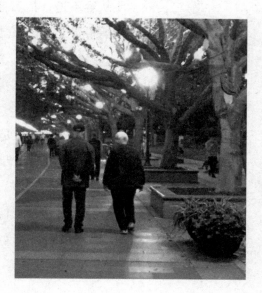

我们为散步总结了六大功能：消除疲劳，安养精神，增强体力，提高智力，有助入眠，祛病强身。

因其运动量小，所以适用于所有的癌症患者。术后患者常常引起腹胀、排便排气障碍，甚至出现肠粘连。适当下床散步，可以改善血液循环、增强肠蠕动，预防肠粘连，恢复脏器的正常功能。在放疗、化疗期间，治疗会损伤正常组织细胞，此时不宜进行运动量大的锻炼，所以，散步应根据自己的身体情况而定，量力而行，听任步伐，无拘无束，自由自在，所谓"白云流水如闲步"。至于康复期患者更可以随意而行。散步可以不拘季节，随时而行。春踏芳草地，夏步小河边，秋赏莲花池，冬行松林间，各得其趣。散步也不受空间限制，无论是在乡间的田野边上，还是在小路上漫步，或是在城市林荫道上信步而游，那广阔的空间、绿色的环境、清新的空气，都会使人心旷神怡，神清气爽。

散步也有学问，清代曹庭栋在《老老恒言》中说："散步者，散而不拘之所谓，且行且立，且立且行，须持一种闲暇自如之态。"在散步的时候，还须注意以下要领。

第一，衣着要宽松，鞋袜要合适，若年老体虚，可拄杖而行，以保安全。

第二，散步要从容不迫，怡然自得，摒弃一切杂念。

第三，步履要轻松，有如闲庭信步，使百脉疏通，内外协调，以达周身气血平和。

第四，循序渐进，量力而行。时间可长可短，做到形劳而不倦，勿令气乏喘嘘。

第五，散步时间要合理。一是清晨散步，置身于花草树木之间，可爽精神而调气血。二是食后散步，清代著名养生家曹庭栋十分注重"以动运脾"的养护方法。他在《老老恒言》中提到："饭后食物停胃，必缓行数百步，散其气以输于脾，则容胃而易腐化。"三是睡前散步，可以使精神放松，促进睡眠。其他时间，亦可散步，贵在坚持，久必获益。

# 五、保健气功八段锦，延年益寿好身体

如果你还是行动自如，那不妨学习一下八段锦。体会动与静的结合，形与神的统一，身体舒展，气机流畅，心中平静而安详。以下是八段锦的练习要领。

## （一）站式八段锦口诀

双手托天理三焦，左右开弓似射雕，调理脾胃须单举，五劳七伤往后瞧。摇头摆尾去心火，两手攀足固肾腰，攒拳怒目增气力，背后七颠百病消。

## （二）站式八段锦练法

### 1. 双手托天理三焦

自然站立，两足平开，与肩同宽，含胸收腹，腰脊放松。正头平视，口齿轻闭，宁神调息，气沉丹田。双手自体侧缓缓举至头顶，翻转掌心向上，用力向上托举，足跟亦随双手的托举而起落。托举数次后，双手翻转掌心朝下，沿身体前方缓缓按至小腹，还原。重复做8次。

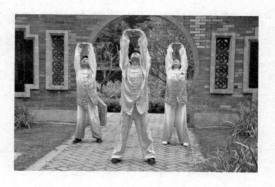

### 2. 左右开弓似射雕

自然站立，左脚向左侧横开一步，身体下蹲成骑马步，双手虚握于两髋之外侧，随后自胸前向上画弧提于与乳头水平一样的高度。右手向右拉至与右乳头水平一样的高度，与乳距约两拳许，就像拉紧弓弦，开弓如满月；左手捏剑诀，向左侧伸出，顺势转头向左，视线通过左手食指凝视远方，意如弓箭在手，蓄势待发。稍作停顿后，随即将身体提起，顺势将两手向下划弧收回

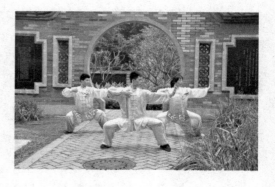

胸前，并同时收回左腿，还原成自然站立。此为左式，右式反之。左右调换各练习8次。

### 3. 调理脾胃须单举

自然站立，左手缓缓自体侧上举至头，翻转掌心向上，并向左外方用力举托，同时右手下按呼应。举按数次后，左手沿体前缓缓下落，还原至体侧。右手举，左手做按压动作。重复做8次。

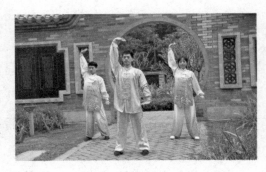

### 4. 五劳七伤往后瞧

自然站立，双脚与肩同宽，双手自然下垂，宁神调息，气沉丹田。头部微微向左转动，两眼目视左后方，稍停顿后，缓缓转正，再缓缓转向右侧，目视右后方稍作停顿，转正。重复做8次。

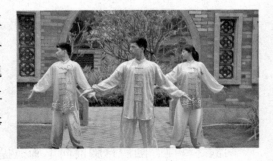

### 5. 摇头摆尾去心火

两足横开，双膝下蹲，成骑马步。上体前倾，稍向前探，两目平视，双手反按在膝盖上，双肘外撑。以腰为轴，头脊要正，将躯干画弧摇转至左前方，左臂弯曲，右臂绷直，肘臂外撑，头与左膝呈一垂线，臀部向右下方撑劲，目视右足尖；稍停顿后，随即向相反方向，划弧摇至右前方。重复做8次。

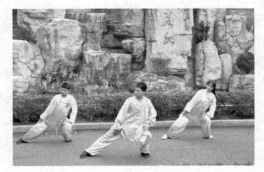

### 6. 两手攀足固肾腰

松静站立，两足平开，与肩同宽。两臂平举自体侧缓缓抬起至头顶上方，翻转掌心朝上，向上作托举劲。稍停顿，两腿绷直，以腰为轴，身体前俯，双手顺势攀足，稍作停顿，将身体缓缓直起，双手顺势起于头顶之上，两臂伸直，掌心向前，在自身体两侧缓缓下落于体侧。重复做 8 次。

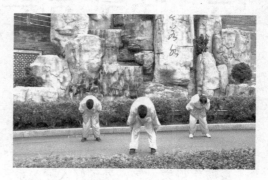

### 7. 攒拳怒目增气力

两足横开，两膝下蹲，成骑马步。双手握拳，拳眼向下。左拳向前方出击，顺势头稍向左转，两眼通过左拳凝视远方，右拳同时后拉，与左拳出击形成一种争力。随后，收回左拳，击出右拳，要领同前。重复做 8 次。

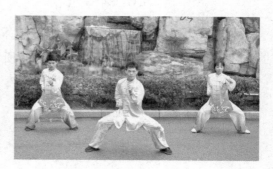

### 8. 背后七颠百病消

两足并拢，两腿直立，身体放松，两手臂自然下垂，手指并拢，掌指向前。随后双手平掌下按，顺势将两脚跟向上提起，稍作停顿，将两脚跟下落着地。重复做 8 次。

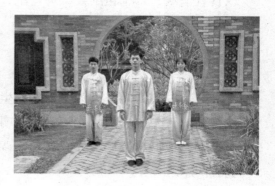

# 六、"五气"古法——抗癌又养生

### （一）心平以和气

中医认为，怒气过盛伤肺充血，暴喜过度气血涣散，思虑太甚弱脾胃。现代社会竞争加剧，更要戒浮躁之心，要善于克制与自我排遣，尽量淡化得失恩怨，处理好人际关系。

### （二）无求以培气

元气为生命之本。人要有所追求，但不可奢求。奢求而不得，容易气阻伤身。人应求其所能求，舍其所不能求，心安自得以培养元气。《素问遗篇·刺法论》提出"正气内存，邪不可干"。欲望过分强烈，有损人的元气，健康更无从谈起。

### （三）宽胃以养气

人体是依靠肠胃来消化和吸收营养的，因而宽胃以养气十分重要。饮食宜清淡，荤素粗细要合理搭配，同时也不可过饱。饮食无节，烟酒无度，会使胃气不足，气血虚衰。

### （四）长啸以舒气

这是古人的一个极为重要的养生之法。长啸时对鼻喉胸腹都能起到按摩与刺激作用。歌唱者长寿便是明证。饭后茶余，闲庭信步，不妨亮开歌喉，或低吟诗词，或哼几句小调，可以舒畅心情、排除杂念，达到物我两忘之境界。

## （五）安静以通气

大脑安静有利于肌肉放松、气血畅通。白昼若能保持大脑安静半小时或一小时，可充分发挥脑细胞的潜力，协调人的生理与情绪，减少热能的消耗。

俗话说，"流水不腐，户枢不蠹"，适当的运动是强身健体、延年益寿的有效方法。法国启蒙思想家伏尔泰提出"生命在于运动"，揭示了生命的一条规律——动则不衰。

巴甫洛夫长寿的秘诀，一是靠劳动锻炼，二是靠遵守生活规律，三是节制烟酒。可见，运动对人的健康长寿是多么重要。腹腔内的癌症患者手术后容易出现肠梗阻、肠粘连等并发症，适当的运动可以增加患者的肠道蠕动，预防肠粘连、肠梗阻，也可以加快肠道内营养物质的吸收，促进有毒物质的排泄，可以起到预防癌症复发的作用。参加体能锻炼能增加患者面对自身疾病的信心和勇气。许多癌症患者认为，反正自己患了"不治之症"，参加锻炼还有什么用呢？这种认识是极其错误的，癌症患者不仅应当积极参加体能锻炼，而且有些锻炼项目对癌症患者是很有意义的，比如参加慢跑。慢跑可以使人流汗，汗水可以把人体内的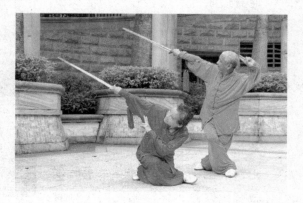铅、锶、铍等致癌物质排出体外，并能提高人体制造白细胞的能力。因此，癌症患者经过临床综合治疗以后，适当参加体育活动，能够使患者更好地康复。

但在参加体能锻炼之前，应请医生较全面地检查一次身体，做到充分了解自己，然后根据自己的情况，选择自己喜欢的且适合自己身体状况的运动项目，在参加体能锻炼的过程中，要善于自我观察，防止出现不良反应，并定期复查身体，以便调整锻炼方法。另外，如果遇到体温升高，癌症病情复发，某些部位出现出血倾向、白细胞过低等情况时，最好暂停锻炼，以免意外发生，待整体状况改善后再进行适当的锻炼。

# 七、医患齐携手，肿瘤君逃走

老麦是我们肿瘤中心的老病友了，性格开朗，治疗多年以来，一直和医护人员相处融洽，用他的话说，"我跟医生护士是一条战线的战友，我们共同的敌人是肿瘤"，医护同事都亲切地称呼他"麦叔"。

麦叔是在 2014 年 10 月出现大便带血，做肠镜发现直肠乙状结肠交界处菜花状肿物，刚刚得知这个消息的时候，麦叔心情十分沉重，本来性格开朗、有说有笑的他，变得沉默寡言，经常彻夜难眠。家属一直在他身边陪伴着他，并鼓励他积极治疗，让他重新恢复了乐观与豁达。他听取了医生的建议，选择鼓起勇气，坦然面对。2014 年 11 月在医院行腹腔镜下直肠癌切除术与预防性末端回肠造口术。术后病理显示：直肠中分化腺癌，侵及肠壁全层，并有神经、脉管侵犯，淋巴结多发转移。手术后麦叔身体恢复得还不错。医生当时

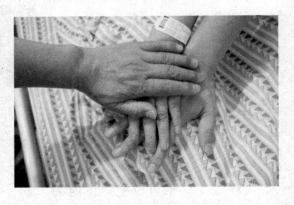

提醒说，按照手术的分期，肿瘤复发的风险很高，建议要术后化疗，麦叔选择了坚持配合医生进行治疗。平时他注重锻炼，身体底子本来是很好的，可化疗期间还是出现了剧烈的恶心呕吐、腹泻反应，实在坚持不下去，不得已只能停药。

忐忑不安的心情使得麦叔心情再一次变得沉重，在病友的建议下，麦叔慕名来到中医院进行中药治疗。当时来门诊就诊的麦叔看上去十分疲倦，身体也十分消瘦。医生了解麦叔的情况后，制定了治疗方案，这

才让麦叔重拾与病魔对抗的信心。经过一周的中药调理，麦叔的胃口好起来了，不再拉肚子，也不再恶心呕吐，还顺利地完成了化疗疗程。

然而，天意弄人，2015 年 5 月复查腹部 CT，麦叔被告知 CT 发现肝内有转移病灶。长年的抗癌之路已经让他能够坦然面对疾病和生活。于是，麦叔在医生的建议下，进行肝转移瘤氩氦刀冷冻消融治疗。术后始终感觉肝区隐痛不适，服用中药后不适症状便消失了。

2017 年春节，麦叔的病情控制平稳，平时在家还能经常跑去白云山锻炼。为此，麦叔也心存感激。

# 附　录
## 林丽珠教授教你如何煎中药

文 / 黎丽花　医学指导 / 林丽珠

"教授，这个中药要怎么煮？""教授，煎药是不是三碗水煎成一碗就好了？""教授，这个中药是一天吃一次，还是一天吃两次呢？""教

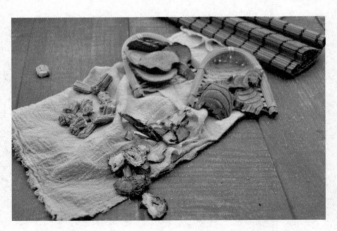

授，吃您的中药是不是不能吃鸡和萝卜啊？"煎煮汤药是由患者家属完成的，也是影响疗效的重要一环，无论在病房，还是在门诊，经常有人这么咨询。

"汤者，荡也，去大病用之。"虽然中医药是我们的国粹，但其实对于如何煎药，很多人还是不懂的，或者是一知半解的。究竟要如何煎药呢？煎煮中药时又有哪些技能需要注意呢？服用中药又有哪些需要忌口呢？林丽珠教授为你一一解答，指导你如何熬好中药，提高中医药的临床疗效。

### 如何选择煎药器皿？

林丽珠教授说：中药汤剂的质量，与选用煎煮器具密切相关。

李时珍《本草纲目》中提到："凡煎药，忌铜铁器。"砂锅是从古沿用至今的传统煎药器具，现在应用广泛的紫砂药壶不但保留砂锅的优点，而且加热速度更快，清洗更方便。

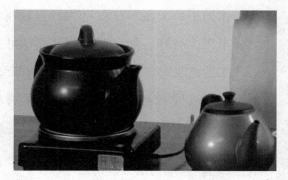

### 如何提前漂洗、浸泡中药？

有些患者常会像洗菜一样清洗中药，其实中药材一般无须淘洗。如要清洗，也只要用水漂洗一下即可，以防药材中的有效成分丢失。

中药煎煮前应先浸泡 10～20 分钟。若处方以植物药材为主的，浸泡 5 分钟即可；而以矿物、动物、甲壳类药材为主，浸泡时间可适当延长，但一般浸泡时间最长不超过 30 分钟。

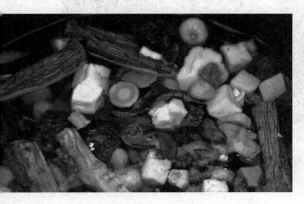

林丽珠教授特别提醒患者，浸泡时间不是越久越好，否则会引起药材变质。浸泡时多用凉水，甲壳类坚硬药材可适当用温水浸泡。

### 如何煎煮中药？

林丽珠教授说：一般一剂中药煎煮一次药材有效成分提取不完全，

故以煎煮两遍为佳。对于药量较大的处方，可再煎第三遍，尤其是滋补药以及材质较为坚实者。

煮第一遍时，把药物倒入药锅内摊平，加水浸透，轻压药材时水高出药平面1厘米左右（大约是轻压药材后对齐手的平面）。第二遍用水量则少一些，加水至中药平面即可。如药材质地坚实，加水量可稍多；如煎煮时间较短，水量淹没药物即可。

清代石寿棠曾说："欲其上升外达，用武火；欲其下降内行，用文火。"因此，煎煮药物的火候需要讲究。现一般采用先武火（大火）煮沸，水沸后改用文火（小火），此时开始计算煎煮时间。

古人云："制药贵在适中，不及则药效难求，太过则气味反失。"煮药和做饭一样，用心烹饪自然美味，用心煎煮才是良药。

一般为头煎30～60分钟，二煎30分钟左右。若为感冒药或清热药宜用武火，煮沸时间为15～20分钟即可，温服。若为补益药，煎煮时间可延长至60分钟左右，温服。最后的煎液量成人为200～300毫升，儿童为50～150毫升。煎煮好的中药要趁热滤出，避免有效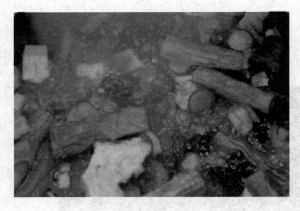成分沉淀在药渣上。如不小心把药物煮干或煮焦了，不能再服，因为产生了一些有毒物质。

## 特殊药物煎煮有小贴士吗？

处方中有时会标注一些特殊药物的煎煮方法。

先煎：如煅龙骨、煅牡蛎、醋鳖甲、醋穿山甲、龟甲、石决明等矿物、贝壳、甲壳类药需加水用文火先煎30～60分钟，煎煮过程中经常搅拌以防粘锅。川乌、附子、草乌等一些毒性较大的药物，则需先煎1～2小时减毒，此时水量亦要适量增加，用后器具应反复擦洗，或煮过再用。

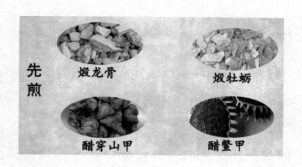

后下：如砂仁、豆蔻、鱼腥草、苦杏仁、徐长卿、木香、降香等药宜后下。在其他药煎煮以后，停火前将其纳入稍焗即可，尤其是芳香类药材，如木香、降香、砂仁等。

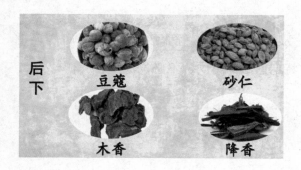

包煎：先将药物用纱布包好再放入药锅内。包煎主要是为了防止粘锅及刺激咽喉，包煎时药袋应尽量松一些。

烊化：阿胶、鹿角胶、龟胶、饴糖等需要另放入容器内隔水炖化后，再兑入其他药物同服；或直接用煎好的药液溶化后服用，注意要勤搅拌。

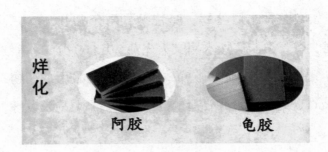

烊化

阿胶　　龟胶

## 何时服药最相宜？

至于服药的时间，林丽珠教授主张两次煎煮的中药混合之后，分两次于两餐中间服用，即上午 10 点左右、下午 3 点左右各一次，以免空腹服药或饭前服药影响胃口。

服用中药期间，饮食方面应忌食生冷、油腻、辛辣，忌烟酒；黄疸、痈疽等忌食鱼、虾等腥膻食物；水肿患者忌食盐；贫血时忌饮茶；肿瘤患者除以上禁忌外，还忌食羊肉、狗肉。

生冷　油腻

忌

辛辣　烟酒

以上所讲为中药服法的一般概述，有时因病情轻重、患者正气强弱、个别药方特定煎法而不同，不必拘泥。

# 后　记

目前肿瘤已经成为多发病、常见病，死亡率居高不下，严重危害人民的身心健康，给个人、家庭、社会带来沉重的经济负担，许多民众"谈癌色变"。防治肿瘤已成为世界医学领域乃至全社会亟须解决的重要问题和迫切任务。

全球癌症负担正以惊人的速度不断加重，世界卫生组织（WHO）《全球癌症报告2014》调查资料显示，2012年全球逾1 400万人罹患恶性肿瘤。专家预测：癌症将由2012年的1 400万人，逐年递增至2025年的1 900万人，到2035年，将可能达到2 400万人，即20多年时间将增加约七成，平均每8个死亡病例中就有1个死于癌症。而在我国，2015年肿瘤新发患者429.2万人，死亡人数已达281.4万人，肿瘤防治刻不容缓。

当前我国经济的快速增长与医疗发展不平衡，民众对肿瘤防治知识认识不充分，远远达不到卫生部在《中国癌症预防与控制规划纲要（2004—2010）》中提出的"对癌症主要危险因素的人群知晓率达到50%"的目标要求，常导致肿瘤患者未能得到及时的诊断和治疗，这些也为医患关系埋下隐患。

近年来，恶性肿瘤的预防、诊断、治疗有了长足的发展，广州中医药大学第一附属医院肿瘤中心主任林丽珠教授逐步创出一条立足中医、中西结合挑战癌症的新路，其团队摸索出益气除痰法治肺癌、保肝抑瘤法治肝癌、祛瘀解毒法治肠癌等治疗方案。广州中医药大学第一附属医院肿瘤中心从一片空白发展到如今拥有189张床位，在全国同行中处于领先地位，称得上华南地区首屈一指的临床重点专科。

为了普及肿瘤防治知识，林丽珠教授积极响应政府号召，时刻紧扣"肿瘤防治"这个时代命题，从多年的临床实践出发，带领众多弟子，集思广益、群策群力，历经3年，数易其稿，终成"健康中国——中医药防治肿瘤丛书"。

本套丛书从临床实践出发，理论联系实际，就肺癌、大肠癌、肝癌、鼻咽癌、食管癌、胃癌、胰腺癌、乳腺癌、卵巢癌、宫颈癌、前列腺癌、淋巴瘤等12种常见的癌种，从"医师"（医药防治）、"厨师"（食物防治）、"禅师"（心理防治）和"行者"（起居保健）四个方面，进行深入浅出的讨论，用生动有趣的语言，将深奥难懂的肿瘤防治知识变得通俗易懂，让民众可以更加科学地了解肿瘤防治知识。

本套丛书以科普为基础，以实用为目的，涵盖中西医防治肿瘤的各个领域，结合多年的临床实践，重点突出中医特色，将简单实用、独具特色、疗效显著的中医药诊疗技术科普化、通俗化，内容突出科学性、可读性，可供普通群众、医学生以及医务人员等参考。

本套系列丛书的编写分工如下：《三师而行，远离肝癌》林丽珠、肖志伟、陈壮忠，《三师而行，远离肺癌》林丽珠、余玲，《三师而行，远离大肠癌》林丽珠、肖志伟、左谦、余榕键，《三师而行，远离鼻咽癌》林丽珠、李佳殷，《三师而行，远离食管癌》林丽珠、张少聪、蔡陈浩、陈壮忠，《三师而行，远离胃癌》林丽珠、林洁涛、陈壮忠、付源峰，《三师而行，远离乳腺癌》林丽珠、胡蓉，《三师而行，远离胰腺癌》林丽珠、林洁涛、陈壮忠，《三师而行，远离宫颈癌》林丽珠、孙玲玲，《三师而行，远离卵巢癌》林丽珠、孙玲玲，《三师而行，远离前列腺癌》林丽珠、陈壮忠、朱可，《三师而行，远离淋巴瘤》林丽珠、张景涛、翟林柱。感谢国医大师邓铁涛教授为丛书赐序。感谢研究生黎丽花、邬谨鸿、安博等为丛书的编写提供了诸多协助。

编　者

2018年6月